高血压临床热点问题集萃

包 博　姜 镇　栗印军　主编

北方联合出版传媒（集团）股份有限公司
辽宁科学技术出版社

图书在版编目（CIP）数据

高血压临床热点问题集萃 / 包博，姜镇，栗印军主编. —沈阳：辽宁科学技术出版社，2023.12
ISBN 978-7-5591-3337-3

Ⅰ. ①高… Ⅱ. ①包… ②姜… ③栗… Ⅲ. ①高血压–诊疗 Ⅳ. ①R544.1

中国国家版本馆CIP数据核字（2023）第228094号

出版发行：辽宁科学技术出版社
（地址：沈阳市和平区十一纬路25号 邮编：110003）
印 刷 者：辽宁鼎籍数码科技有限公司
经 销 者：各地新华书店
幅面尺寸：185mm × 260mm
印 张：11.25
字 数：225千字
出版时间：2023年12月第1版
印刷时间：2023年12月第1次印刷
策划编辑：陈 刚
责任编辑：张 晨
封面设计：颖 溢
版式设计：颖 溢
责任校对：李 霞

书 号：ISBN 978-7-5591-3337-3
定 价：100.00元

投稿热线：024-23280336
E-mail：cyclonechen@126.com
http：//www.lnkj.com.cn

编委会

主编： 包　博　姜　镇　栗印军

编者：（按姓氏笔画排序）

韦　伟　包　博　邢　宇　刘　岩　李　宁　李　欣

肖美玲　吴　波　步佳琳　杜　威　辛彩虹　周晓龙

柏思邈　姜　崴　姜　镇　郭万超　栗印军　管笑丹

主编简介一

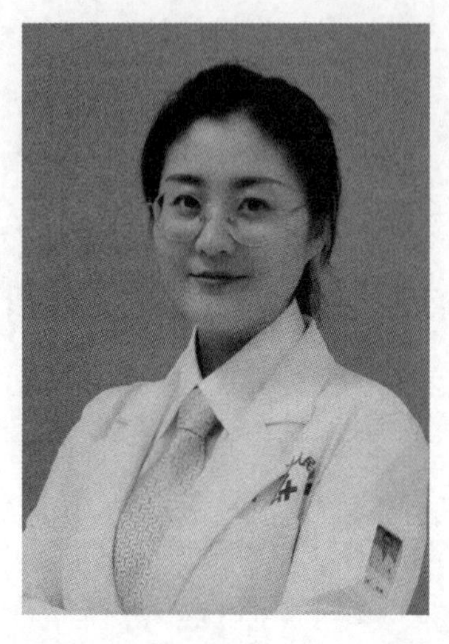

包博，副主任医师，毕业于大连医科大学，医学硕士。现工作于沈阳市第四人民医院心血管内科任内科教研室秘书、硕士研究生导师。学术任职：辽宁省医学会心电生理与起搏学分会委员；沈阳市医师协会心力衰竭专业委员会委员兼学会秘书；辽宁省老年医学学会会员；辽宁省细胞生物学学会科学传播专家团专家。《实用心电学杂志》审稿专家；沈阳市第四人民医院国家级高血压达标中心执行人。研究方向：高血压、心力衰竭、冠心病、血脂异常等心血管疾病的临床诊断与治疗。在《中华高血压杂志》等核心期刊发表学术论文10余篇。在国家级、省级、市级学术会议上做专题学术报告近百场，并参与多项国际多中心临床研究。

主编简介二

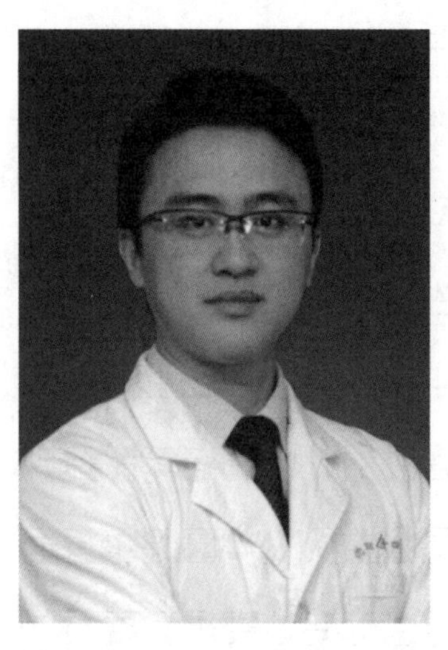

姜镇，副主任医师，毕业于大连医科大学，内科学硕士，现工作于沈阳市第四人民医院心血管内科。从事临床工作10余年，现为沈阳市第四人民医院国家级心衰中心秘书，辽宁省细胞生物学学会心血管内科专业委员会理事，辽宁省细胞生物学学会心血管代谢医学与细胞学研究专业委员会理事。在国家级核心期刊发表学术论文多篇，SCI收录1篇。完成局立项课题1项；获国家专利2项。临床经验丰富，擅长冠心病、心力衰竭、高血压治疗；完成各类心脏介入手术千余例；并多次在国家级、省级、市级学术会议上做学术报告。

主编简介三

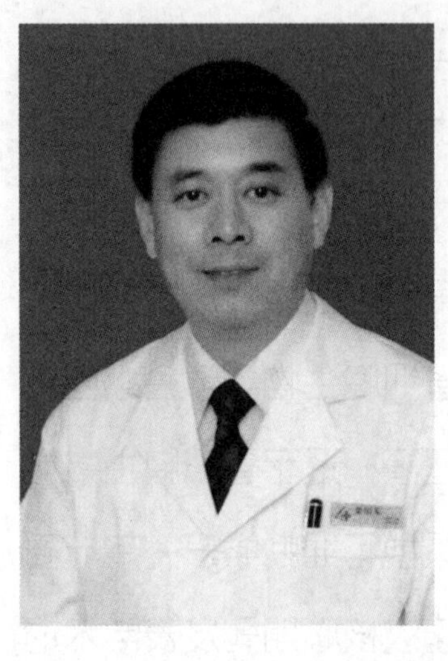

栗印军，主任医师，现任沈阳市第四人民医院心内一科主任、内科教研室主任，兼任大连医科大学、锦州医科大学、沈阳医学院研究生导师。中华医学会心身医学分会委员，中国医促会心血管病预防与治疗专业委员会委员，中国老年保健协会心血管专业委员会委员，中国健康管理协会高血压防治与管理专业委员会委员，中国心血管健康联盟国家心衰中心、国家高血压达标中心评审专家。辽宁省心血管病分会常务委员、血脂异常及代谢性心脏病学组副组长，辽宁省预防医学会心血管病预防与控制分会副主任委员，沈阳市心血管病分会副主任委员，沈阳市医师协会心力衰竭专业委员会主任委员。《中国实用内科杂志》编委，《中国医师进修杂志》编委，《中华高血压杂志》审稿专家。沈阳市卫生系统优秀专家。擅长冠心病介入治疗，快速型心律失常射频消融治疗，缓慢型心律失常起搏器治疗，心力衰竭、高血压及血脂异常防治，健康科普教育等。曾获辽宁省科技进步一等奖1项、三等奖1项，沈阳市科技进步二等奖1项、沈阳市科技成果2项。主编学术著作6部，参编4部。

前　言

高血压是全球性的慢性疾病，也是心血管疾病重要的危险因素。在我国高血压的发病率达到27.9%。高血压患者常伴有心、脑、肾、血管等靶器官损害，并可引起冠心病、心力衰竭、心律失常、脑卒中、肾功能不全等相关疾病，严重危害人类健康。随着医学技术的发展，近年来许多新的治疗方法、新的药物、新的理念不断出现。临床一线工作的医护人员面对纷繁而至的来自各种渠道的信息，常常感觉眼花缭乱，在临床工作中也常抓不住重点。在此背景下，本书编者在辽宁省知名心血管病专家栗印军主任医师的支持和指导下，查阅了近年来高血压领域的最新资料，包括最新版的教材、最新的临床指南、最新的循证医学结果等，经过综合整理编写了这部《高血压临床热点问题集萃》。

本书特点如下：①把高血压领域临床常用的及有代表性的知识点，设计成了275个问题，力求深入浅出、简明扼要、阐明重点、容易记忆、便于应用。②根据高血压疾病的知识体系，把与高血压相关问题设计为8个有代表性的章节，便于读者查阅。③本书适合广大心血管专业临床医护人员使用，也可作为高血压患者科普教育参考用书。

本书编者均在临床一线工作，有丰富的临床经验。他们牺牲了大量的休息时间，查阅文献、认真整理，使本书可以顺利完成，在此一并表示衷心感谢！

编写专业图书是一项艰苦而烦琐的工作，由于时间仓促，加之编者水平有限，书中难免有不尽完善之处，祈盼广大读者及同行不吝指正，提出宝贵意见！

包博、姜镇、栗印军

2023年10月于沈阳

目　录

第一章　高血压的流行病学

1. 中国人群高血压流行趋势如何?

（1）中国人群高血压的患病率仍呈升高趋势。中国人群高血压流行有两个比较显著的特点：从南方到北方，高血压患病率递增；不同民族之间高血压患病率存在差异。

（2）近年来，中国高血压患者的知晓率、治疗率和控制率有明显提高，但总体仍处于较低的水平，分别达51.5%、46.1%和16.9%。

（3）高钠、低钾膳食及超重和肥胖是重要的高血压危险因素。

2. 中国高血压人群患病率如何?

高血压患病率随年龄增长而显著增加，但青年高血压也值得注意，据2012—2015年全国调查，18~24岁、25~34岁、35~44岁的青年高血压患病率分别为4.0%、6.1%、15.0%。男性高于女性，北方高、南方低的现象仍存在，但目前差异正在转变，呈现出大中型城市高血压患病率较高的特点，如北京、天津和上海居民的高血压患病率分别为35.9%、34.5%和29.1%。农村地区居民的高血压患病率增长速度较城市快，2012—2015年全国调查结果显示，农村地区的患病率（粗率28.8%，标化率23.4%）首次超越了城市地区的患病率（粗率26.9%，标化率23.1%）。不同民族间比较，藏族、满族和蒙古族高血压患病率较汉族高，而回族、苗族、壮族、布依族高血压患病率均低于汉族。

高血压发病率的研究相对较少，一项研究对中国10 525名40岁以上的非高血压患者于1991—2000年进行了平均8.2年的随访，男性和女性的累计高血压发病率分别为28.9%和26.9%，发病率随着年龄的增长而增加。

3. 最新统计高血压患者的知晓率、治疗率和控制率如何?

高血压患者的知晓率、治疗率和控制率是反映高血压防治状况的重要评价指标。2015年调查显示，18岁以上人群高血压的知晓率、治疗率和控制率分别为51.5%、46.1%和16.9%，较1991年和2002年明显增高（表1-1）。2004—2009年中国慢性病前瞻性研究（CKB研究）结果显示，高血压控制率低于2002年，这可能与选取人群的方法等有关。

表1-1　中国高血压患者知晓率、治疗率和控制率（粗率）4次调查结果

年份	年龄（岁）	知晓率（%）	治疗率（%）	控制率（%）
1991	≥15	26.3	12.1	2.8
2002	≥18	30.2	24.7	6.1
2012	≥18	46.5	41.1	13.8
2015	≥18	51.5	46.1	16.9

不同人口学特征比较，知晓率、治疗率和控制率均为女性高于男性，城市高血压治疗率显著高于农村；与北方地区相比，南方地区居民高血压患者的知晓率、治疗率和控制率较高；不同民族比较，少数民族居民的高血压治疗率和控制率低于汉族。

4. 中国高血压发病率与年龄的相关性如何？（图1-1）

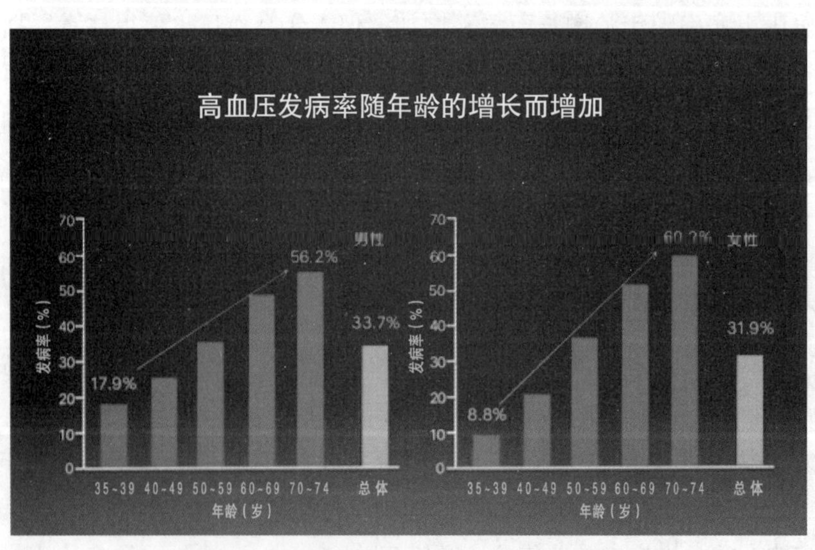

图1-1　中国高血压发病率与年龄的相关性

5. 收缩压、舒张压与年龄的相关性如何？（图1–2）

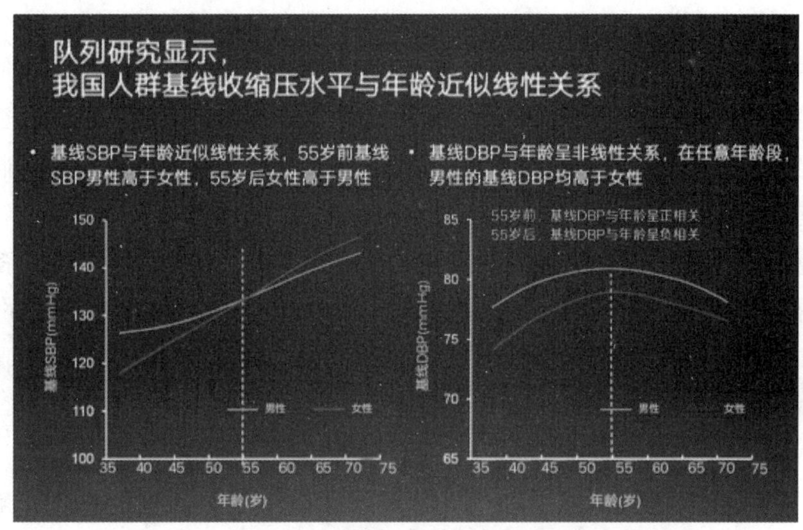

图1–2　中国高血压收缩压、舒张压与年龄的相关性

6. 中国人群高血压发病危险因素有哪些？

高血压危险因素包括遗传因素、年龄以及多种不良生活方式等多方面。人群中普遍存在危险因素的聚集，随着高血压危险因素聚集的数目和严重程度的增加，血压水平呈现升高的趋势，高血压患病风险增大。

（1）高钠、低钾膳食：高钠、低钾膳食是中国重要的高血压发病危险因素。INTERSALT研究发现，研究人群24小时尿钠排泄量中位数增加2.3g（100mmol/d），收缩压（SBP）/舒张压（DBP）中位数平均升高5～7/2～4mmHg（1mmHg≈0.133kPa）。现况调查发现，2012年中国18岁及以上居民的平均烹调盐摄入量为10.5g，虽低于1992年的12.9g和2002年的12.0g，但较推荐的盐摄入量依旧高75.0%，且中国人普遍对钠敏感。

（2）超重和肥胖：超重和肥胖显著增加全球人口全因死亡的风险，同时也是高血压患病的重要危险因素。近年来，中国人群中超重和肥胖的比例明显增加，35～64岁中年人的超重率为38.8%、肥胖率为20.2%，其中女性高于男性，城市高于农村，北方高于南方。中国成年人超重和肥胖与高血压发病关系的随访研究结果发现，随着身体质量指数（BMI）的增加，超重组和肥胖组的高血压发生风险是体重正常组的1.16～1.28倍。超重和肥胖与高血压患病率关联最显著。内脏型肥胖与高血压的关系较为密切，随着内脏脂肪指数的增加，高血压患病风险增加。此外，内脏型肥胖与代谢综合征密切相关，可导致糖、脂代谢异常。

（3）过量饮酒：过量饮酒包括危险饮酒（男性41～60g，女性21～40g）和有害饮酒（男性60g以上，女性40g以上）。我国饮酒人数众多，18岁以上居民饮酒者中有害饮酒率为9.3%。限制饮酒与血压下降显著相关，酒精摄入量平均减少67%，SBP下降3.31mmHg，DBP下降2.04mmHg。目前有关少量饮酒有利于心血管健康的证据尚不足，相关研究表明，即使对少量饮酒的人而言，减少酒精摄入量也能够改善心血管健康，减少心血管疾病的发生风险。

（4）长期精神紧张：长期精神紧张是高血压患病的危险因素，精神紧张可激活交感神经从而使血压升高。一项包括13个横断面研究和8个前瞻性研究的荟萃分析，定义精神紧张包括焦虑、担忧、心理压力大、愤怒、恐慌或恐惧等，结果显示有精神紧张者发生高血压的风险是正常人群的1.18倍（95%CI：1.02～1.37）和1.55倍（95%CI：1.24～1.94）。

（5）其他危险因素：除了以上高血压发病危险因素外，其他危险因素还包括年龄、高血压家族史、缺乏体力活动，以及糖尿病、血脂异常等。近年来，大气污染也备受关注。研究显示，暴露于PM2.5、PM10、二氧化硫、臭氧等污染物中均伴随高血压的发生风险和心血管疾病的死亡率增加。

7. 血压与心血管风险的关系如何？

血压水平与心脑血管病发病和死亡风险之间存在密切的因果关系。在对全球61个人群（约100万人，40～89岁）的前瞻性观察研究中，基线血压从115/75mmHg到185/115mmHg，平均随访12年，结果发现诊室SBP或DBP与脑卒中、冠心病事件、心血管病死亡的风险呈连续、独立、直接的正相关关系。SBP每升高20mmHg或DBP每升高10mmHg，心脑血管病发生的风险倍增。

在包括中国13个人群在内的亚太队列研究（APCSC）中，诊室血压水平与脑卒中、冠心病事件密切相关，而且亚洲人群血压升高与脑卒中、冠心病事件的关系比澳大利亚与新西兰人群更强，SBP每升高10mmHg，亚洲人群的脑卒中与致死性心肌梗死发生风险分别增加53%与31%，而澳大利亚与新西兰人群分别增加24%与21%。

血压水平与心力衰竭发生也存在因果关系。临床随访资料显示，随着血压水平升高，心力衰竭发生率递增，心力衰竭和脑卒中是与血压水平关联最密切的两种并发症。长期高血压–左心室肥厚–心力衰竭构成一条重要的事件链。高血压主要导致射血分数保留的心力衰竭；如果合并冠心病心肌梗死，也可以发生射血分数减低的心力衰竭。

高血压是心房颤动发生的重要原因。高血压–心房颤动–脑栓塞构成一条重要的易被忽视的事件链。

长期临床队列随访发现，随着诊室血压水平升高，终末期肾病（ESRD）的发生率也明显增加。在重度高血压，ESRD发生率是血压正常者的11倍以上，即使血压在正常高值水平也达1.9倍。

诊室血压水平与上述并发症和心血管疾病之间的关系，在动态血压或家庭血压监测研究中也得到了证实。24小时动态血压水平、夜间血压水平和清晨血压水平，与心脑血管病风险的关联甚至更密切、更显著。近年来研究还显示，反映血压水平波动程度的长时血压变异（BPV）也可能与心血管风险相关联。

8. 中国高血压人群心血管疾病风险的特点是什么？

中国人群监测数据显示，心脑血管疾病死亡占总死亡人数的40%以上，脑卒中的年发病率为250/10万，冠心病事件的年发病率为50/10万，脑卒中发病率是冠心病事件发病率的5倍。近年来，尽管冠心病事件有上升趋势，但脑卒中发病率与冠心病事件发病率的差异仍然非常明显。在临床治疗试验中，脑卒中/心肌梗死的发病比值，在中国高血压人群为5∶1～8∶1，而在西方高血压人群约1∶1。因此，脑卒中仍是中国高血压人群最主要的心血管风险，预防脑卒中是中国治疗高血压的重要目标。

（栗印军、步佳琳、包博）

第二章　高血压的临床表现与并发症

1. 高血压有哪些主要病因？

（1）遗传因素：高血压具有明显的家族聚集性。在遗传表型上，不仅血压升高发生率体现遗传性，而且在血压高度、并发症发生以及其他有关因素方面，如肥胖，也有遗传性。

（2）环境因素：①饮食：如钠盐摄入量与血压呈正相关，过量饮酒。②精神应激。③吸烟。

（3）其他因素：①超重或肥胖。②避孕药：服避孕药妇女血压升高发生率及程度与服用时间长短有关。③睡眠呼吸暂停低通气综合征。

2. 高血压常见的临床症状是什么？

大多数起病缓慢、渐进，一般缺乏特殊的临床表现。约1/5患者无症状，仅在测量血压时或发生心、脑、肾等并发症时才被发现。一般常见症状有头晕、头痛、颈项板紧、疲劳、心悸等，呈轻度持续性，多数症状可自行缓解，在紧张或劳累后加重。也可出现视力模糊、鼻出血等较重症状。症状与血压水平有一定的关联。典型的高血压头痛在血压下降后即可消失。高血压患者可以同时合并其他原因的头痛，往往与血压高度无关，例如精神焦虑性头痛、偏头痛、青光眼等。如果突然发生严重头晕与眩晕，要注意可能是短暂性脑缺血发作或者过度降压、直立性低血压，易发生于高血压合并动脉粥样硬化、心功能减退者。高血压患者还可以出现受累器官的症状，如胸闷、气短、心绞痛、多尿等。另外，有些症状可能是降压药的不良反应所致。

3. 原发性高血压有哪些体征?

血压随季节、昼夜、情绪等因素有较大波动。冬季血压较高，夏季较低；血压有明显昼夜波动，一般夜间血压较低，清晨起床活动后血压迅速升高，形成血压晨峰。患者在家中的自测血压值往往低于诊室血压值。

高血压时体征一般较少。周围血管搏动、血管杂音、心脏杂音等是重点检查的项目。常见的并应重视的血管杂音部位是颈部、背部两侧肋脊角、上腹部脐两侧、腰部肋脊处。血管杂音往往表示管腔内血流紊乱，与管腔大小、血流速度、血液黏度等因素有关，提示存在血管狭窄、不完全性阻塞或者代偿性血流量增多、加快，例如肾血管性高血压、大动脉炎、主动脉狭窄、粥样斑块阻塞等。肾动脉狭窄的血管杂音，常向腹两侧传导，大多具有舒张期成分。心脏听诊可有主动脉瓣区第二心音亢进、收缩期杂音或收缩早期喀喇音。

有些体征常提示继发性高血压可能，例如腰部肿块提示多囊肾或嗜铬细胞瘤；股动脉搏动延迟出现或缺如，并且下肢血压明显低于上肢，提示主动脉缩窄；向心性肥胖、紫纹与多毛，提示皮质醇增多症的可能。

4. 什么是白大衣性高血压?

白大衣性高血压指诊室血压≥140/90mmHg，但诊室外血压不高的现象。在整体人群中的发生率约13%；老年人尤其高发，可达40%。家庭自测血压和动态血压监测可以对白大衣性高血压进行鉴别。白大衣性高血压并非完全良性状态，发展为持续性高血压和2型糖尿病的风险更高，总体心血管风险增加。此类患者应完善心血管危险因素筛查，给予生活方式干预，并定期随访。

5. 什么是隐匿性高血压?

简单地讲，隐匿性高血压就是指在医院测血压正常，在家中测血压却增高。一些人在医院测量血压和在家中测量血压的数值会有所不同。如果在医院测量血压正常，但在家中测量血压或者动态血压监测结果却增高，称之为“隐匿性高血压”（masked hypertension），也称为“隐蔽性高血压”。

研究显示，隐匿性高血压的发生率为10%～17%。男性、吸烟、酗酒、焦虑、工作压力大、糖尿病、慢性肾病等情况下更容易发生隐匿性高血压。在医院测量血压正常偏高者也是隐匿性高血压的高发人群。隐匿性高血压具有明显的危害性。与血压正常的人群相比，隐匿性高血压患者发生心、脑、肾等靶器官损害的风险明显增加，且未来发生糖尿病与持续性高血压的可能性也更大。隐匿性高血压患者未来发生心血管事件的风险较血压正常者增加1倍，与持续性高血压患者相似。

导致隐匿性高血压的确切机制很复杂，其中很多人表现为夜间高血压（即白天血压正常，所以到医院就诊时不能发现血压升高，但夜间血压却明显升高）。在糖尿病和慢性肾病患者中，隐匿性高血压更为常见（这些患者夜间血压更高）。

因为隐匿性高血压具有显著的危害性，因此需要充分重视并及时治疗。之所以一直鼓励大家在家中自己测量血压，其中一个重要目的在于及时发现隐匿性高血压。隐匿性高血压的治疗原则与普通高血压相似，但在确定服药时间方面需要更有针对性。

6. 什么是单基因遗传性高血压？包括哪些类型？

单基因遗传性高血压的突变大部分与肾脏肾单位离子转运蛋白或RAAS组分发生基因突变所致功能异常相关，主要分为以下几类：①基因突变直接影响肾小管离子通道转运系统相关蛋白功能：包括Liddle综合征、Gordon综合征、拟盐皮质激素增多症、盐皮质类固醇受体突变导致妊娠加重的高血压等。②基因突变导致肾上腺类固醇合成异常：包括家族性醛固酮增多症Ⅰ型、Ⅱ型、Ⅲ型、先天性肾上腺皮质增生症（11-β羟化酶缺乏症、17α-羟化酶/17，20裂解酶缺乏症）、家族性糖皮质激素抵抗。③以嗜铬细胞瘤等为代表的各种神经内分泌肿瘤、高血压伴短指畸形、多发性内分泌肿瘤（multiple endocrine neoplasm，MEN）和VHL（von Hippel-Lindau）综合征等。

7. 什么是直立性低血压？什么是直立性高血压？

直立性低血压（postural hypotension，PH）指体位由卧位变换为直立后3分钟内或长时间站立出现血压突然下降，收缩压下降＞20mmHg，或舒张压下降＞10mmHg，而心率保持不变，同时伴有低灌注的症状。

直立性高血压（orthostatic hypertension，OHT）是指因直立性血压调节异常，而表现为从卧位转为直立位后血压升高的一种病理现象。直立性高血压诊断标准见表2-1。

表2-1　直立性高血压诊断标准

检测方法	检测过程	血压检测	诊断阈值
直立倾斜试验	患者卧位≥5分钟，随后被动倾斜60°~70°≥20分钟	测血压1分钟	20mmHg（明确诊断） 10mmHg（可能诊断）
诊所主动直立试验	患者卧位≥5分钟，随后主动直立3分钟	至少测血压3次（第一次为直立前，另两次为直立后）	20mmHg（明确诊断） 10mmHg（可能诊断） 5mmHg（预测蒙面高血压或高血压病的发生）
家庭主动直立试验	患者坐位≥5分钟，随后主动直立3分钟	至少测血压3次（第一次为直立前，另两次为直立后）	10mmHg（明确诊断）

8. 什么是餐后低血压？

餐后低血压是指餐后2小时内SBP较餐前下降20mmHg以上，或餐前SBP≥100mmHg，而餐后SBP<90mmHg，或餐后血压下降未达到上述标准，但出现餐后心脑缺血症状。在我国住院老年患者中发生率可高达80.1%。

9. 什么是高龄老年高血压？

高血压患者年龄≥80岁，称为高龄老年高血压。此类型患者的降压治疗以维持老年人器官功能、提高生活质量和降低总死亡率为目标，采取分层次、分阶段的治疗方案。遵循以下原则：①小剂量单药起始；②选择平稳、有效、安全、不良反应少、服药简单、依从性好的降压药物；③如单药血压不达标，推荐低剂量联合用药；④警惕多重用药带来的风险和药物不良反应；⑤治疗过程中，严密监测血压并评估耐受性，若出现低灌注症状，考虑降低治疗强度。分阶段降压：血压≥150/90mmHg，即启动降压药物治疗，首先将血压降至<150/90mmHg。若能耐受，SBP可进一步降至140mmHg以下。

10. 什么是围术期高血压？其临床特征是什么？

（1）定义：围术期高血压是指从确定手术治疗到与本手术有关的治疗基本结束期间内，患者的血压（SBP、DBP或MAP）升高幅度大于基础血压的30%，或SBP≥140mmHg和（或）DBP≥90mmHg。围手术高血压危象指的是围术期的过程中出现短时间血压增高，并>180/110mmHg。

（2）常见的疾病高危因素：既往有高血压病史、术前血压控制不理想、有继发高血压或颅内高压者，有紧张、焦虑、恐惧、睡眠等心理因素，尤其是DBP>110mmHg者易发生围术期血压波动。

（3）易发生高血压的手术类型有：颈动脉、腹部主动脉、外周血管、腹腔和胸腔手术。严重高血压容易发生在心脏、大血管（颈动脉内膜剥脱术、主动脉手术）、神经系统和头颈部手术、肾脏移植以及大的创伤（烧伤或头部创伤）等手术中。

11. 儿童与青少年高血压的特点是什么？

儿童与青少年（18岁以下人群）时期发生的高血压，以原发性高血压为主，多数表现为血压水平的轻度升高（1级高血压），通常没有不适感，无明显临床症状。除非定期体检时测量血压，否则不易被发现。原发性高血压的比例随着年龄的增长而升高，青春期前后发生的高血压多为原发性。

儿童与青少年继发性高血压多表现为血压显著升高，但也可表现为轻、中度升高。继发性高血压的病因比较明确，如肾脏疾病、肾动脉狭窄、主动脉缩窄、内分泌疾病或药物等，其中肾脏疾病是继发性高血压的首位病因，占继发性高血压的80%左右。

12. 中青年高血压的特点是什么？其发生机制是什么？

特点：

（1）缺乏典型症状。

（2）多数为轻度高血压，常无明显临床症状，体检发现高血压者比例高，临界高血压或1级高血压常见。

（3）舒张压升高常见，并且基础心率偏快。

（4）超重、肥胖、合并代谢异常比例偏高。

（5）家庭血压监测比例低。

（6）知晓率、治疗率和控制率比老年高血压更低。

（7）治疗依从性差。

发生机制：血压的形成有3种因素，即心脏的收缩、动脉的弹性、足够的血容量。中青年交感神经张力较高，因此神经内分泌处于活跃状态，即交感神经系统、RAAS系统活性较高。在生理上可表现为心率增快、动脉张力高，临床上即表现为心率增加、舒张压增高（少数人收缩压也增高）。随着年龄的增长，60岁以后，随着动脉硬化的发生及交感活性的降低，血压也会以收缩压增高为主，变成单纯收缩期高血压（少数人收缩压、舒张压均增高）。

13. 老年高血压的特点是什么？其发生机制是什么？

特点：

（1）收缩压增高，脉压增大：ISH是老年高血压最常见的类型，占老年高血压的60%～80%，在大于70岁高血压人群中，可达80%～90%。收缩压增加明显增加脑卒中、冠心病和终末肾病的风险。

（2）血压波动大：高血压合并直立性血压变异和餐后低血压者增多。直立性血压变异包括直立性低血压和卧位高血压。血压波动大，影响治疗效果，可显著增加发生心血管事件的风险。

（3）血压昼夜节律异常的发生率高：夜间低血压或夜间高血压多见，清晨高血压也增多。

（4）白大衣性高血压和假性高血压增多。

（5）常与多种疾病如冠心病、心力衰竭、脑血管疾病、肾功能不全、糖尿病等并存，使治疗难度增加。

发生机制：随着年龄的增长，大动脉弹性下降，动脉僵硬度增加；压力感受器反射敏感性和β肾上腺素能系统反应性降低；肾脏维持离子平衡能力下降。老年人的血压神经体液调节能力下降，表现为容量负荷增多和血管外周阻力增加。老年高血压患者常见SBP升高和脉压增大。

14. 什么是肾实质性高血压？哪些疾病可导致肾实质性高血压？

肾实质性高血压是指由肾实质性病变（如肾小球肾炎、间质性肾炎等）所引起的血压升高。提示肾实质性高血压的指征包括：①肾损伤的标志：白蛋白尿［尿白蛋白排泄率≥30mg/24h，尿白蛋白肌酐比值≥30mg/g］、尿沉渣异常、肾小管相关病变、组织学异常、影像学所见结构异常和肾移植病史等。②肾小球滤过率（Glomerular Filtration Rate，GFR）下降：评估的肾小球滤过率［eGFR＜60mL/（min·1.73m^2）］。肾脏超声是最常用和首选的检查手段。CT及MRI检查常常作为重要补充手段。肾活检是肾脏疾病诊断的金标准。

常见导致肾脏实质性高血压的疾病包括各种原发性肾小球肾炎（IgA肾病、局灶节段性肾小球硬化、膜增生性肾小球肾炎等）；多囊肾性疾病；肾小管-间质疾病（慢性肾盂肾炎、梗阻性肾病、反流性肾病等）；代谢性疾病肾损害（糖尿病肾病等）；系统性或结缔组织疾病肾损害（狼疮性肾炎、硬皮病等）；单克隆免疫球蛋白相关肾脏疾病（轻链沉积病）；遗传性肾脏疾病（Liddle综合征等）。

15. 嗜铬细胞瘤所致高血压的临床特征是什么?

嗜铬细胞瘤起源于肾上腺髓质、交感神经节和体内其他部位嗜铬组织，肿瘤间歇或持续释放过多肾上腺素、去甲肾上腺素与多巴胺。临床表现变化多端，典型的发作表现为阵发性血压升高伴心动过速、头痛、出汗、面色苍白。在发作期间可测定血或尿儿茶酚胺或其代谢产物3-甲氧基-4-羟基苦杏仁酸（VMA），如有显著增高，提示嗜铬细胞瘤。超声、放射性核素、CT或MRI可做定位诊断。

嗜铬细胞瘤大多为良性，约10%嗜铬细胞瘤为恶性，手术切除效果好。手术前或恶性病变已有多处转移无法手术者，选择α受体阻滞剂、β受体阻滞剂联合降压治疗。

16. 醛固酮增多症所致高血压的临床特征是什么?

部分患者血钾正常，临床上常因此忽视了对本症的进一步检查。由于电解质代谢障碍，本症可有肌无力、周期性麻痹、烦渴、多尿等症状。血压大多为轻、中度升高，约1/3表现为顽固性高血压。实验室检查有低血钾、高血钠、代谢性碱中毒、血浆肾素活性降低、血浆和尿醛固酮增多。血浆醛固酮/血浆肾素活性比值增大有较高的诊断敏感性和特异性。超声、放射性核素、CT、MRI可确立病变性质和部位。选择性双侧肾上腺静脉血激素测定，对诊断确有困难者有较高的诊断价值。

如果本症是肾上腺皮质腺瘤或癌肿所致，手术切除是最好的治疗方法。如果是肾上腺皮质增生，也可行肾上腺大部切除术，但效果相对较差，一般仍需使用降压药物治疗，选择醛固酮拮抗剂螺内酯和长效钙通道阻滞剂。

17. 皮质醇增多症所致高血压的临床特征是什么?

皮质醇增多症主要是由于促肾上腺皮质激素（ACTH）分泌过多导致肾上腺皮质增生或者肾上腺皮质腺瘤，引起糖皮质激素过多所致。80%患者有高血压，同时有向心性肥胖、满月脸、水牛背、皮肤紫纹、毛发增多、血糖增高等表现。24小时尿中17-羟和17-酮类固醇增多、地塞米松抑制试验和肾上腺皮质激素兴奋试验有助于诊断。颅内蝶鞍X线检查、肾上腺CT和放射性核素肾上腺扫描可确定病变部位。治疗主要采用手术、放射和药物方法根治病变本身，降压治疗可采用利尿剂或与其他降压药物联合应用。

18. 甲状腺功能亢进可导致高血压吗？其特征是什么？

甲状腺功能亢进（俗称甲亢）患者常有血压异常，甲状腺激素增多可以直接增强心肌的收缩力，在过量甲状腺素作用下，心脏处于高动力状态，心排出量增加，是引起收缩性高血压的重要原因。有研究发现，甲状腺激素能提高肾上腺能受体对儿茶酚胺的敏感性，也可能参与了高血压的发生。甲亢性高血压，很少表现为舒张压升高。如确诊为甲亢的患者发生明显的舒张压增高，则提示合并有原发性高血压或有其他继发性高血压。

甲亢既然能引起高血压，它的表现又是什么呢？甲亢患者常有的血压异常，表现为收缩压（俗称高压）增高、舒张压（俗称低压）降低、脉压差（收缩压-舒张压）增大。由于收缩压增加、舒张压下降，故脉压差增大。因此，脉压差增大是甲亢性高血压的一个特点，而原发性高血压一般无脉压差增大。

19. 多发性大动脉炎导致继发性高血压的机制是什么？其临床特征是什么？

高血压是大动脉炎的常见临床表现和并发症，常为大动脉炎的首发临床表现，表现为年轻患者顽固性高血压，研究显示60岁以上的大动脉炎患者合并高血压。大动脉炎引起继发性高血压原因有多种，最常见病因是大动脉炎累及肾动脉，造成一侧或双侧肾动脉狭窄，引起肾血管性高血压。大动脉炎是中国年轻患者肾动脉狭窄最常见原因，严重的肾动脉狭窄甚至闭塞病变可导致肾萎缩，临床表现为舒张压升高明显；此外，大动脉炎累及胸、降主动脉，造成严重狭窄，引起主动脉缩窄性高血压。高血压的发生可因机械阻力增加所致，也可能与肾脏缺血后释放肾素增多有关，心排出血液大部分流向上肢，从而引起上肢血压高、下肢血压低或测不到。临床表现为上肢高血压、下肢低血压或无血压，腹主动脉以下搏动减弱或消失，胸背部可闻及血管杂音；大动脉炎累及升主动脉，可导致升主动脉扩张或升主动脉瘤，造成继发性主动脉瓣关闭不全所致的收缩期高血压；接受糖皮质激素治疗的活动期患者可能因较重的水钠潴留引起或加重高血压。此外，少数患者因长期血管炎症易导致动脉硬化，引起或加重高血压。合并高血压的大动脉炎加重血管损害，血管损害进一步加重高血压，因此临床上表现病情进展加速、加重。大动脉炎继发高血压，由于受累血管情况不同，临床表现变化多样、病情重，往往合并其他周围血管病变，如锁骨下动脉狭窄、颈动脉狭窄等，给诊断降压治疗、评估带来难度。临床上，对于年轻患者尤其女性患者出现明显升高的血压或顽固性高血压，伴随双侧上肢血压差＞10mmHg，体格检查发现无脉或血管杂音，需要警惕大动脉炎造成的继发性高血压的可能。对于拟诊的大动脉炎患者，综合临床表现、体格检查、影像学检查结果，按照大动脉炎的诊断标准，临床诊断一般并不困难。临床误诊的原因常常因为大动脉炎非临床常见疾病，症状没有特异性，临床医生对大动脉炎认识不足，忽视了患者整体临床表现。

20. 阻塞性睡眠呼吸暂停综合征引起高血压的机制是什么？其临床特征是什么？

阻塞性睡眠呼吸暂停综合征（OSAS）是以睡眠过程中反复、频繁出现呼吸暂停和低通气为特征的一种疾病，临床上绝大多数患者属于阻塞性睡眠呼吸暂停低通气综合征（Obstructive Sleep Apnea-Hypopnea Syndrome，OSAHS）。OSAS包括睡眠期间上呼吸道肌肉塌陷，呼吸暂停或口鼻气流量大幅度减低，导致间歇性低氧、睡眠片段化、交感神经过度兴奋、神经体液调节障碍等。该类患者中高血压的发病率为35%～80%。需要筛查OSAHS的情况如下：①肥胖；②伴鼻咽及颌面部解剖结构异常；③睡眠过程中打鼾，白天嗜睡明显，晨起头痛、口干；④顽固性高血压或隐匿性高血压，晨起高血压，或血压节律呈“非杓型”或“反杓型”改变的高血压；⑤夜间反复发作难以控制的心绞痛；⑥夜间难以纠正的心律失常；⑦顽固性充血性心力衰竭；⑧顽固性糖尿病及胰岛素抵抗；⑨不明原因的肺动脉高压；⑩不明原因的夜间憋醒或夜间发作性疾病。

21. 高血压患者常合并哪些心律失常？

高血压是心力衰竭、冠状动脉疾病、脑卒中等疾病的常见危险因素。高血压性心脏病可表现为多种形式的心律失常，其中以心房颤动最为常见。另外，高血压患者也可出现室上性及室性心律失常，尤其高血压合并左心室肥厚、冠状动脉疾病或心力衰竭的情况下更是如此。

鉴于高血压与心律失常之间的紧密联系，2017年欧洲心律协会（EHRA）和欧洲心脏病学会（ESC）联合发布有关高血压合并心律失常的共识文件。

（1）频发室上性早搏和左心室肥厚患者发生心房颤动的可能性高，或许可考虑持续心电图（ECG）监测及时发现心房颤动。

（2）大多数室上性早搏患者可通过改变生活方式（例如限制酒精、咖啡因摄入）和优化血压控制来管理，尤其是当患者存在左心室肥厚时。

（3）出现心房颤动时，应该考虑到可能是高血压性心脏病的一种表现。

（4）脑卒中预防对于心房颤动患者的管理至关重要，高血压检测以及良好血压控制对于降低脑卒中和血栓栓塞的风险起着重要的作用，也可以降低抗栓治疗的出血风险。

（5）无症状性心房颤动比较常见，应该考虑对高血压患者进行机会性筛查以发现潜在的心房颤动。

（6）高血压患者有提示心律失常疾病的症状，记录心律失常的发生以及类型对于心律失常的充分治疗至关重要。

（7）高血压患者（尤其是左心室肥厚患者）有可能出现窦房和房室传导阻滞，高血压患者睡眠呼吸暂停和睡眠呼吸障碍后更易出现。

（8）心房和心室传导阻滞都有可能在高血压患者（尤其是左心室肥厚患者）中发生，可分别导致心房颤动和心源性猝死。高血压患者（尤其是左心室肥厚患者）存在左束支传导阻滞，提示患者的心血管风险增加。

（9）静息心率增加（>80～85bpm）不仅预示冠状动脉疾病和心力衰竭患者的预后不良，同样也预示着高血压患者的预后不良。对于无其他并发症（如左心室功能受损）的高血压患者，干预试验没有得出明确的证据表明使用β受体阻滞剂或其他降低心率的药物可获益。

（10）高血压患者易发生缓慢型心律失常，主要是由于药物相关的副作用，如使用β受体阻滞剂或非二氢吡啶类钙通道阻滞剂，两药联用更易导致上述副作用，因此在使用时要谨慎。慢性肾病患者的药物或活性代谢物易在体内蓄积，需要特别关注。

22. 为什么说高血压是血管综合征?

高血压治疗的最终目标是最大限度地降低心血管并发症发生和心血管事件死亡的总体风险。为什么降压能够减少心脑血管事件？从本质上，高血压是心脑血管综合征，动脉血管的结构改变和功能异常是导致高血压的病理基础，同时血管病变，特别是动脉硬化和粥样硬化也随血压升高而加重，二者共同导致心脑血管事件的发生。因此，根据心血管总体风险，从保护血管的角度选择降压治疗策略是管理高血压使降压治疗效率最大化的根本。

人类第一次测量血压是在1733年，然而，此后的200年间血压升高并未被视为疾病。20世纪50年代起，过高的血压可以造成心血管死亡，特别是与脑卒中相关的观念逐渐被认识，并于1977年，在第一部高血压指南《美国成人高血压管理指南》第1版中，较全面肯定了血压管理的重要性，推荐以舒张压升高为高血压的主要诊断依据。此后，流行病学数据和循证医学证据不断积累，在2003年发表的《美国成人高血压管理指南》第7版中，阐述了收缩压升高是比舒张压升高更重要的心血管危险因素的观点。2005年，美国高血压学会（ASH）对高血压进行重新定义，指出其是由多种病因相互作用所致的、复杂的、进行性的心血管综合征。2010年中国高血压防治指南也指出，高血压是一种“心血管综合征”，应根据心血管总体风险决定治疗措施，在降压同时应关注对心血管危险因素的综合干预。此后指南也一直在更新高血压与血管之间的相互影响内容。

高血压的诊断和治疗不能只关注血压值，还要关注同时存在的其他心血管疾病危险因素、靶器官损害以及合并其他疾病的情况。从高血压的发生发展来看，动脉血管结构的改变或功能异常是其病理基础。大、中动脉硬化使血管弹性下降，反射波过早到达使收缩压升高、舒张压降低、脉压增加；小动脉外周血管阻力过高，导致动脉血压显著升高，血管壁增厚和管壁比值下降、管腔狭窄也会导致血压升高；血压升高会加速血管的老化进度，血管病变程度也随高血压加重而加重。高血压与血管病变相互影响，形成恶性循环，共同导致了心脑血管事件的发生。

保护血管是高血压治疗的新视角。动脉功能和结构损害与心血管疾病的预后关系已引起学术界的高度重视。研究表明，血管结构和功能损伤与高血压患病病程和危险因素存在的时间有关。早期血管损伤主要是功能异常，逐渐进展，血管结构和功能都发生变化。早期的功能损伤主要表现在血管内皮损伤，临床上可以发现内皮依赖的血管舒张功能（FMD）下降、冠状动脉储备功能下降等。另外微量白蛋白尿的出现也是内皮功能异常的一个常用指标。进而，小动脉出现管腔直径变化，壁/腔比值增加，血管阻力升高。而主动脉、颈动脉等大动脉血管损伤的表现主要是，代表大动脉弹性的反射波增强指数（AIx）升高，脉搏波传导速度（PWV）增加，内膜中层（IMT）增厚及脉压升高。已有研究表明，在各种心血管危险因素存在的早期，如：1级高血压、吸烟等，内皮功能即出现紊乱，与心血管终点事件相关，IMT、PWV、AIx等血管损伤指标也被证实是心脑血管事件的独立预测指标。

降压应不仅是血压值的降低，在降压的同时积极保护血管，预防和逆转血管损伤，可能进一步降低高血压造成的心血管病风险，改善长期预后。

23. 高血压是如何引起心脑血管疾病的？

如果不能有效控制血压，高血压主要通过以下3条途径引起心肌梗死、心力衰竭和脑梗死。

（1）高血压导致动脉内膜损伤，血液中胆固醇乘机而入，在血管壁内沉积，逐渐形成动脉粥样斑块，导致向心脏供血的冠状动脉或向脑组织供血的动脉狭窄，发生心肌缺血或脑缺血。如果斑块突然破裂，则会迅速形成血栓，导致心肌梗死或脑梗死。

（2）常年高血压可以导致心室（心脏的一个重要结构）肥厚，使得心室舒张过程很吃力，从而发生心力衰竭。此外，高血压导致心肌梗死后，由于心肌坏死致使心肌收缩力下降，更容易发生心力衰竭。

（3）常年高血压可以导致心房扩张，心房扩张增大后很容易发生心房颤动。心房颤动发生后会大大增加脑血栓的风险，这也是高血压导致脑梗死的一个重要原因。

正因如此，一定要经常测量血压，发现血压升高要及早处理，并且长期把血压控制在理想的范围内（140/90mmHg以下，最好130/80mmHg以下），这样可以有效避免心肌梗死、脑梗死和心力衰竭的发生。

24. 高血压如何引起动脉粥样斑块？

（1）动脉血管分3层：内膜、中膜、外膜（图2–1）。

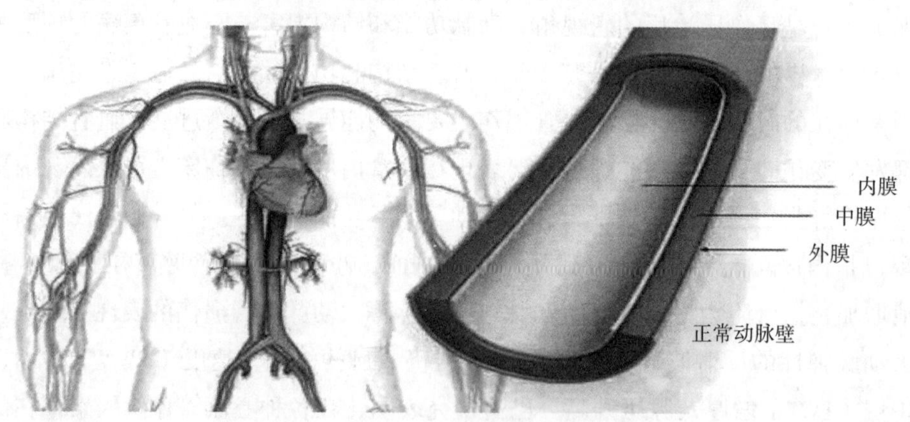

图2–1　动脉血管分层

（2）血液里都有胆固醇。

（3）如果胆固醇进入血管内膜下面，逐渐积累，就形成了动脉粥样斑块（图2–2）。

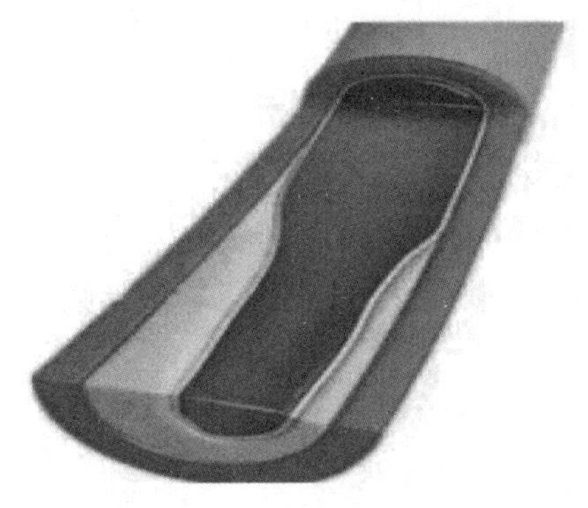

图2-2　动脉粥样斑块

（4）动脉粥样斑块形成后，血管腔就会越来越狭窄，引起相应部位组织器官（如心、脑等）的缺血。这就是冠心病、脑梗死的发病机制（图2-3）。

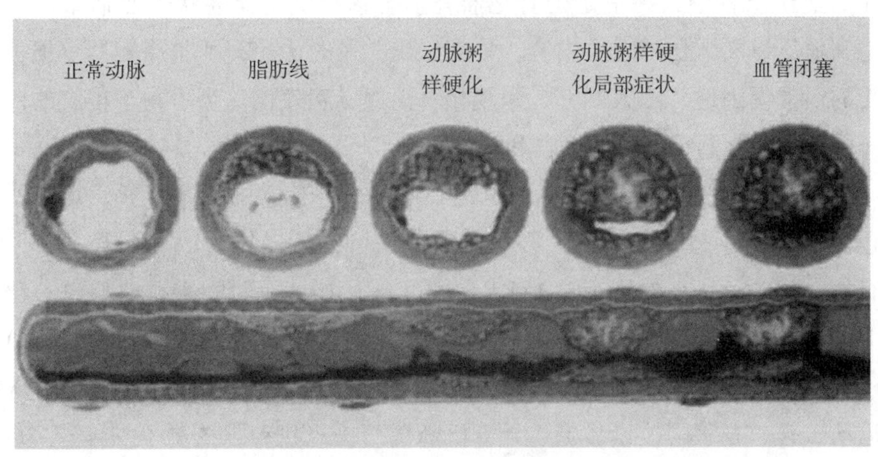

图2-3　动脉粥样硬化造成管腔闭塞过程

（5）健康人的血管内膜是很严密的，胆固醇很难进入。那么，为什么有人会发生动脉粥样斑块呢？

（6）打个比方：如果动脉粥样斑块是一碗粥，胆固醇就是熬粥用的米。只有米，没有火也不能熬粥。火在哪儿？高血压、糖尿病、吸烟就是火！

（7）单说高血压。所谓高血压，就是血管内血流的压力增加。比如正常情况下，血管内的压力只有120mmHg，高血压患者血管内的压力可以增加到140mmHg以上，甚至会高达200mmHg。这么高的压力会损坏动脉血管内膜。血管内膜损坏、出现小裂口后，胆固醇就会轻松进入血管内膜和血管中膜之间了。有火、有米，这碗粥就熬成了。

（8）所以说，高血压患者只控制血压是不够的，还要控制胆固醇。高脂血症患者只降血脂也是不够的，还要好好控制血压。一边断粮，一边灭火，还能熬成粥吗？道理就是这样。

25. 高血压的并发症有哪些？

（1）脑血管病包括脑出血、脑血栓形成、腔隙性脑梗死、短暂性脑缺血发作。

（2）心力衰竭和冠心病。

（3）慢性肾衰竭。

（4）主动脉夹层。

26. 高血压导致的靶器官损害有哪些？

在高血压患者中，评估是否有靶器官损害，特别是无症状性亚临床靶器官损害，是高血压诊断评估的重要内容。早期检出并及时治疗，亚临床靶器官损害是可以逆转的。提倡因地、因人制宜，采用相对简便、费效比适当、易于推广的检查手段，开展亚临床靶器官损害的筛查和防治。

（1）心脏：左心室肥厚（LVH）是心血管事件独立的危险因素，常用的检查方法包括心电图、超声心动图。心电图简单易行，可以作为LVH筛查方法，常用指标有：Sokolow-Lyon电压（SV1+RV5）和Cornell电压-时间乘积。超声心动图诊断LVH的敏感性优于心电图，左心室质量指数（LVMI）可用于检出和诊断LVH，LVMI是心血管事件的强预测因子。其他评估高血压心脏损害的方法有：胸部X线检查、运动试验、心脏同位素显像、计算机断层扫描冠状动脉造影（CTA）、心脏磁共振成像（MRI）及磁共振血管造影（MRA）、冠状动脉造影等。

（2）肾脏：肾脏损害主要表现为血清肌酐升高、估算的肾小球滤过率（eGFR）降低，或尿白蛋白排出量增加。微量白蛋白尿已被证实是心血管事件的独立预测因素。高血压患者，尤其合并糖尿病时，应定期检查尿白蛋白排泄量，监测24小时尿白蛋白排泄量或尿白蛋白/肌酐比值。eGFR是一项判断肾脏功能简便而敏感的指标，可采用“慢性肾脏病流行病学协作组（CKD-EPI）公式”“肾脏病膳食改善试验（MDRD）公式”或者我国学者提出的MDRD改良公式来评估eGFR。血清尿酸水平增高对心血管风险可能也有一定的预测价值。

（3）大血管：颈动脉内膜中层厚度（IMT）可预测心血管事件，粥样斑块的预测作用强于IMT。大动脉僵硬度增加预测心血管风险的证据日益增多。脉搏波传导速度（PWV）增快是心血管事件和全因死亡的强预测因子。颈-股PWV（carotid-femoral PWV，cfPWV）是测量大动脉僵硬度的金标准。踝臂血压指数（ankle-brachial index，ABI）能有效筛查和诊断外周动脉疾病、预测心血管风险。

（4）眼底：视网膜动脉病变可反映小血管病变情况，高血压伴糖尿病患者的眼底镜检查尤为重要。常规眼底镜检查的高血压眼底改变，按Keith-Wagener和Barker四级分类法，3级或4级高血压眼底对判断预后有价值。近来采用的眼底检查新技术，可观察和分析视网膜小血管的重构病变。

（5）脑：头颅MRA或CTA有助于发现脑腔隙性病灶、无症状性脑血管病变（如颅内动脉狭窄、钙化和斑块病变、血管瘤）以及脑白质损害，但不推荐用于靶器官损害的临床筛查。经颅多普勒超声对诊断脑血管痉挛、狭窄或闭塞有一定帮助。目前认知功能的筛查评估主要采用简易精神状态量表。

27. 哪些心血管危险因素、靶器官损害、伴发临床疾病会影响高血压患者的预后？（表2-2）

表2-2　影响高血压患者心血管预后的重要因素

心血管危险因素	靶器官损害	伴发临床疾病
·高血压（1~3级） ·男性>55岁；女性>65岁 ·吸烟或被动吸烟 ·糖耐量受损（2小时血糖7.8~11.0mmol/L）和（或）空腹血糖异常（6.1~6.9mmol/L） ·血脂异常:TC>6.2mmol/L（240mg/dL）或LDL-C>4.1mmol/L（160mg/dL）或HDL-C<1.0mmol/L（40mg/dL） ·早发心血管病家族史（一级亲属发病年龄<50岁） ·腹型肥胖（腰围：男性≥90cm；女性≥85cm）或肥胖（BMI≥28kg/m^2） ·高同型半胱氨酸血症（>15μmol/L）	·左心室肥厚 心电图：Sokolow-Lyon电压>3.8mV或Comell乘积>244mV·ms 超声心动图LVMI：男性≥115g/m^2，女性≥95g/m^2 颈动脉超声IMT≥0.9mm或动脉粥样斑块 ·颈-股动脉脉搏波速度≥12m/s（*选择使用） ·踝臂血压指数<0.9（*选择使用） ·估算的肾小球滤过率降低［eGFR30~59mL/（min·1.73m^2）］或血清肌酐轻度升高：男性115~133μmol/L（1.3~1.5mg/dL），女性107~124μmol/L（1.2~1.4mg/dL） ·微量尿白蛋白：30~300mg/24h或尿白蛋白/肌酐比：≥30mg/g（3.5mg/mmol）	·脑血管病 脑出血 缺血性脑卒中 短暂性脑缺血发作 ·心脏疾病 心肌梗死史 心绞痛 冠状动脉血运重建 慢性心力衰竭 心房颤动 ·肾脏疾病 糖尿病肾病肾功能受损包括 eGFR<30mL/（min·1.73m^2） 血肌酐升高： 男性≥133μmol/L（1.5mg/dL） 女性≥124μmol/L（1.4mg/dL） 蛋白尿（≥300mg/24h） ·外周血管疾病 ·视网膜病变 出血或渗出，视乳头水肿 ·糖尿病 新诊断： 空腹血糖：≥7.0mmol/L（126mg/dL）；餐后血糖：≥11.1mmol/L（200mg/dL） 已治疗但未控制： 糖化血红蛋白：（HbA1c）≥6.5%

注：TC：总胆固醇；LDL-C：低密度脂蛋白胆固醇；HDL-C：高密度脂蛋白胆固醇；LVMI：左心室质量指数；IMT：颈动脉内膜中层厚度；BMI：身体质量指数

28. 日常生活中，哪些因素会导致血压的波动？

高血压危险因素包括遗传、年龄以及多种不良生活方式等多方面因素。人群中普遍存在危险因素的聚集，随着高血压危险因素聚集的数目和严重程度的增加，血压水平呈现升高的趋势，高血压患病风险增加。

（1）高钠、低钾膳食：高钠、低钾膳食是我国重要的高血压发病危险因素。INTERSALT研究发现，研究人群24小时尿钠排泄量中位数增加2.3g（100mmol/d），收缩压（SBP）/舒张压（DBP）中位数平均升高5～7/2～4mmHg。现况调查发现2012年我国18岁及以上居民的平均烹调盐摄入量为10.5g，虽低于1992年的12.9g和2002年的12.0g，但较推荐的盐摄入量水平依旧高75.0%，且中国人群普遍对钠敏感。

（2）超重和肥胖：超重和肥胖显著增加全球人群全因死亡的风险，同时也是高血压患病的重要危险因素。近年来，我国人群中超重和肥胖的比例明显增加，35～64岁中年人的超重率为38.8%、肥胖率为20.2%，其中女性高于男性，城市人群高于农村，北方居民高于南方。中国成年人超重和肥胖与高血压发病关系的随访研究结果发现，随着身体质量指数（BMI）的增加，超重组和肥胖组的高血压发生风险是体重正常组的1.16～1.28倍。超重和肥胖与高血压患病率关联最显著。

内脏型肥胖与高血压的关系较为密切，随着内脏脂肪指数的增加，高血压患病风险增加。此外，内脏型肥胖与代谢综合征密切相关，可导致糖、脂代谢异常。

（3）过量饮酒：过量饮酒包括危险饮酒（男性41～60g，女性21～40g）和有害饮酒（男性60g以上，女性40g以上）。我国饮酒人数众多，18岁以上居民饮酒者中有害饮酒率为9.3%。限制饮酒与血压下降显著相关，酒精摄入量平均减少67%，SBP下降3.31mmHg，DBP下降2.04mmHg。目前有关少量饮酒有利于心血管健康的证据尚不足。相关研究表明，即使对少量饮酒的人而言，减少酒精摄入量也能够改善心血管健康，降低心血管疾病的发生风险。

（4）长期精神紧张：长期精神紧张是高血压患病的危险因素，精神紧张可激活交感神经从而使血压升高。一项包括13个横断面研究和8个前瞻性研究的荟萃分析定义精神紧张包括焦虑、担忧、心理压力紧张、愤怒、恐慌或恐惧等，结果显示有精神紧张者发生高血压的风险是正常人群的1.18倍（95%CI：1.02～1.37）和1.55倍（95%CI：1.24～1.94）。

（5）其他危险因素：除了以上高血压发病危险因素外，其他危险因素还包括年龄、高血压家族史、缺乏体力活动，以及糖尿病、血脂异常等。近年来，大气污染也备受关注。研究显示，暴露于PM2.5、PM10、二氧化硫、臭氧等污染物中均伴随高血压的发生风险和心血管疾病的死亡率增加。

29. 血压高到多少就会对人体产生危害?

大家都知道，血压>140/90mmHg就可以诊断为高血压，而美国诊断高血压的标准是血压>130/80mmHg。然而，这并不意味着只有当血压>140/90mmHg或者130/80mmHg的时候才会危害人体健康。

首先明白一个概念：什么是血压？血压就是流动的血液对血管侧壁的压力。血压越高，血液流动时对血管壁所产生的压力就越大，就越容易损坏动脉血管的内膜。一旦血管内膜被损坏，血液中的胆固醇就会乘机而入，进入血管壁内并逐渐积累，形成粥样斑块。从这个角度而论，血压越高血管内膜越容易被损害，就越容易形成粥样斑块；而血压越低就越不容易形成粥样斑块。

但是，一定不要忘记，血压是推动血液流向全身的动力。血压就相当于一栋大楼供水管道的水压，水压太低就会导致顶楼甚至全楼供水减少甚至没有水。如果血压太低，也会影响到心、脑、肾等全身各器官供血不足，对身体产生不利影响。

所以说，血压太低、太高都不行。那么血压多高最好呢？严谨地回答是：在保证全身血液供应充足的前提下，血压低一些更好。

对于健康人而言，血压一般不低于90/60mmHg（请注意，这里指的是健康人，不包括心脑血管患者和高血压患者）。在没有头晕、乏力、困倦、眼前发黑等缺血症状的前提下，收缩压100mmHg引起心脑血管疾病的风险就比90mmHg大，收缩压110mmHg的风险就比100mmHg大，收缩压130mmHg的风险又比120mmHg大。所以说，千万不要认为只有当血压>140/90mmHg之后才会对身体产生有害的影响。

正因如此，健康人一定要通过控制饮食、规律生活、保证睡眠、经常运动、少盐少酒、保持合理体重等良好的生活习惯，努力把自己血压维持在比较低的水平，这样可以大大降低心脑血管疾病的发生风险。

30. 哪些药物可导致血压升高?

药物性高血压是常规剂量的药物本身或该药物与其他药物之间发生相互作用而引起的血压升高，当血压高于140/90mmHg时即考虑药物性高血压。涉及的药物主要包括：①激素类药物；②中枢神经类药物；③非类固醇类抗炎药物；④中草药类药物；⑤其他。原则上，一旦确诊高血压与用药有关，应该尽量停用这类药物，换用其他药物或者采取降压药物治疗。

31. 什么原因导致高血压患者发病年龄提前？

根据2010年全国学生体质调研报告，我国中小学生的高血压患病率为14.5%，男生（16.1%）高于女生（12.9%）。经过多时点测量血压得到的儿童高血压患病率为4%～5%。儿童原发性高血压的影响因素较多，其中肥胖是关联性最高的危险因素，30%～40%的儿童原发性高血压伴有肥胖；其他危险因素包括父母高血压史、低出生体重、早产、盐摄入过多、睡眠不足及体力活动缺乏等。

32. 焦虑、抑郁等心理疾病与高血压有什么相关性？

长期精神紧张是高血压患病的危险因素，精神紧张可激活交感神经从而使血压升高。精神紧张包括焦虑、担忧、心理压力紧张、愤怒、恐慌或恐惧等。一项包括13个横断面研究和8个前瞻性研究的荟萃分析结果显示有精神紧张者发生高血压的风险是正常人群的1.18倍（95%CI：1.02～1.37）和1.55倍（95%CI：1.24～1.94）。

33. 饮酒对血压有什么影响？

过量饮酒包括危险饮酒（男性41～60g，女性21～40g）和有害饮酒（男性60g以上，女性40g以上）。我国饮酒人数众多，18岁以上居民饮酒者中有害饮酒率为9.3%。限制饮酒与血压下降显著相关，酒精摄入量平均减少67%，SBP下降3.31mmHg，DBP下降2.04mmHg。目前有关少量饮酒有利于心血管健康的证据尚不足。相关研究表明，即使对少量饮酒的人而言，减少酒精摄入量也能够改善心血管健康，降低心血管疾病的发生风险。

34. 为什么肥胖会导致血压升高？

高血压患者应控制体重，避免超重和肥胖。高血压和肥胖是一对“好兄弟”，形影不离。衡量超重与肥胖最简便和常用的生理测量指标是身体质量指数（body mass index，BMI）和腰围，其中18.5≤BMI＜24.0为正常，24.0≤BMI＜28.0为超重，BMI≥28.0为肥胖；腰围主要反映中心性肥胖的程度，成年人正常腰围＜90/85cm（男／女），腰围≥90/85cm（男／女）需控制体重，腰围≥95/90cm（男／女）需要减重。肥胖的人，皮下脂肪会增厚，使毛细血管大大扩充，血液循环量相对增加。在心率正常的情况下，心排出量会大为增加，长期负担过重就会诱发左心肥厚，血压升高。中年人发胖往往先从腹部开始，脂肪主要堆积在下腹部周围，被称为中心性肥胖。这种类型的肥胖内脏脂肪增多，在体内堆积起来，其胰岛素抵抗要比均匀性肥胖者更为严重，也更难纠正。中心性肥胖还是动脉粥样硬化的危险因素，与高血压、冠心病的发生更为密切。

此外，肥胖诱发高血压还与吃、动有关。其一，肥胖者往往会摄入高热量食物及碳水化合物，可引起交感神经兴奋，激活体内肾素–血管紧张素系统，导致血压升高。其二，肥胖者往往不经常运动，也会加速动脉硬化，诱发高血压。

当前，中国有2亿超重人群，肥胖者6000多万人，是高血压、高血脂等病的高发人群。血压升高如能早期发现，并及时进行干预，是可以逆转的。其中最重要的是改变不健康的生活方式。首先，肥胖者要多吃低能量、高纤维素食物，如绿色蔬菜、水果、豆类等，少吃甜食及高脂、高动物蛋白食物。其次，坚持长期运动，可选择小强度或中等强度有氧运动，不建议进行高强度运动（如仰卧起坐、快跑等），以免血压大幅度升高及心率增快，引起脑卒中或心绞痛发作。

35. 吸烟引起高血压的机制是什么?

美国一位医生对30～40岁年龄组4万余名吸烟者和不吸烟者进行了长达11年的跟踪观察，发现吸烟者中高血压的发病率比不吸烟者高2.5倍。还有学者用24小时动态血压监测的方法，对250例男性血压正常者及高血压患者进行对比观察研究，结果表明，在偶测血压正常的男性人群中，吸烟组24小时、白天、夜间的收缩压和舒张压均高于不吸烟者。白天相差尤为显著。同时吸烟者心率也快于不吸烟者。研究结果提示，吸烟可引起血压正常者血压升高和心率加快。吸烟是导致高血压发生明确的危险因素，其主要机制如下：

（1）烟叶内含有尼古丁，该物质刺激心脏和肾上腺释放大量的儿茶酚胺，使小动脉收缩，导致血压升高。

（2）尼古丁还会刺激血管内的化学感受器，反射性地引起血压升高。

（3）吸烟可以通过氧化应激，损害一氧化氮介导的血管舒张，引起血压升高。

（4）长期吸烟可使小动脉持续收缩，久而久之血管内膜逐渐增厚，形成小动脉硬化，促进高血压的进一步恶化。

也有临床实践表明，有吸烟习惯的高血压患者，对降压药物的敏感性明显降低，致使降压治疗效果不明显。戒烟会使血压在一定程度上降低，尤其是初发轻度的高血压患者，可能会使血压恢复到正常水平。

36. 失眠会引起高血压吗?

失眠（也称不寐）是临床常见的疾病，通常指睡眠质量下降、总睡眠时间减少而影响正常社会功能的一种主观体验。主要表现为入睡困难、过早醒来、醒后不能入睡等症状。失眠按严重程度可分为轻度、中度、重度；按周期可分为短暂性失眠（小于1周）、短期失眠（1周至1个月）、长期失眠（大于1个月）。

失眠的病因多样且复杂，可由躯体、环境、神经精神等多方面因素导致。我国失眠的发病率高达15%，已成为威胁国民健康的主要问题之一。失眠严重影响人们正常的工作、生活和健康。短期失眠会增加焦虑情绪、变得易激惹，增加心肌耗氧量；长期失眠除了会导致免疫力降低、注意力不集中、倦怠感、情绪心境变化等，还会引发头痛、胸闷、心悸、高血压、睡眠呼吸暂停综合征等不良后果。

越来越多的研究表明，心血管疾病与失眠的共病率高，失眠对心血管疾病有重要影响。国内外许多研究结果都提示，相对较短的睡眠时间会增加高血压的发病率。华西医院的一项研究显示，晚上经常躺在床上辗转难眠会使血压升高。失眠者的入睡时间每延后14分钟，高血压风险增加3倍；延后时间越长，高血压风险越高。此外，研究还发现女性高血压患者出现失眠问题的比率更大，夜间睡眠较差者非杓型高血压的发生率为夜间睡眠良好者的2.95倍。美国芝加哥大学研究指出，每日睡眠时间平均为5小时的人与平均为6小时的人相比，5年内患高血压的风险会增加37%；如果睡眠中再打鼾，患高血压的风险会更高。其具体作用机制是，当睡眠时间减少时，机体处于应激状态，交感神经的兴奋性也会增加，使血管紧张度增加，血管壁受到的侧压力加大，血压上升；且交感神经兴奋导致周围血管收缩，血压在原有的基础上升高，造成血压水平进一步升高。同时高血压也会影响睡眠，血压持续升高可导致大脑皮层和自主神经出现功能失调，从而间接引起入睡困难、易醒、易做噩梦、易惊醒等失眠症状。血压升高，自主神经活性增强，引起心跳加快、呼吸急促、思绪万千，也会导致入睡困难。

失眠患者往往存在不良的生活方式，很多人因工作、生活中的困难而焦虑或情绪不佳，可能造成短期失眠。生活有规律、按时作息、清淡饮食、适度运动也是有助于睡眠的。如出现失眠，一定要到专科医院积极治疗，并做好血压监测。血压控制较差的患者，需要适当服用药物干预睡眠。良好的睡眠有助于高血压患者的血压稳定，合理改善失眠状况对高血压的预防及控制具有十分重要的意义。

37. 为什么季节变化会引起血压波动?

高温的天气里，不少细心的高血压患者会留意到自己的血压比平时低，似乎会随着气温的变化而波动，甚至出现头晕、乏力、冒冷汗等情况。

前段时间，欧洲高血压协会发布了《血压季节性变化共识》，明确指出了无论是南半球还是北半球，血压随着季节气温更替波动的现象非常普遍（图2-4）。天气变化反复无常，容易导致高血压引起的心脑血管疾病高发。

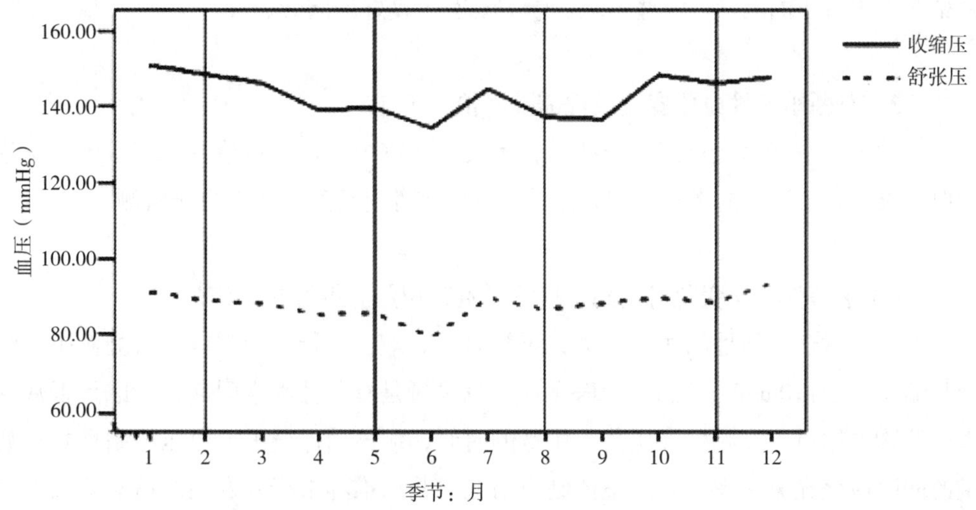

图2-4　血压随季节变化趋势图

温度可以影响血压！一年四季，气温变化，血压会随着波动。总的来说，炎热季节时，血压会降低；寒冷季节时，血压会相应升高。这种血压随季节性波动的特点，特别值得广大高血压患者以及医生注意。

对于长期服用降压药物的高血压患者，如果药物用量不控制好，容易导致夏季血压降得过低，冬季血压则可能未达到理想值。

欧洲高血压协会发布的《血压季节性变化共识》给广大高血压患者以及临床医生明确了血压会随着气温变化而波动的特点，并且在以下几个方面推荐了相应的处理方案。

（1）什么情况下应把季节性影响因素考虑在内?

当高血压患者回顾1年中血压监测过程时，如存在高温季节血压较平均值低、寒冷季节血压较平均值高的情况，应特别注意患者血压变化是否由季节性变化引起。这一点判断需要患者有良好的血压监测记录习惯，并且接诊医生需要有对血压季节性变化的认识。

另外，如果患者是从高温地区到寒冷地区或者从寒冷地区到高温地区出现的血压波动，也应考虑气温引起的血压变化。

（2）考虑季节性血压波动时，需要排除哪些其他因素引起的血压波动?

日常饮食盐摄入量过多、服用了具有升压副作用的药物、吸烟和饮酒习惯、机体脱水、体重减轻等都会引起血压升高。在考虑季节性血压波动前，需要排除这些常见的影响血压的因素。这些排除诊断需要医生良好的问诊过程。

（3）判断季节性血压变化过程需要谨慎

共识推荐进行多次重复血压测量，不仅在诊室内，还要在诊室外测血压，排除“白大衣性高血压”的影响。如有条件，共识推荐进行家庭动态血压监测。

（4）季节性血压变化对用药有哪些影响？用药应做哪些调整?

首先，对于短暂性的血压波动，可暂时不处理，进行临床观察、监测血压。对于收缩压小于110mmHg的患者，医生应根据是否是季节性因素引起，考虑是否减少降压药物的用量。在减少降压药物用量的时候，应该确保全天的血压控制良好。减量的同时应该充分考虑患者的整体健康情况，共识推荐根据并发症的适应证从力度最弱的药物开始逐步调整治疗。

另外，高温季节由于存在气温越高、血压越低的特点，服用降压药物的患者容易出现血压过度降低的情况，这时需要考虑把高温的辅助降压因素考虑进去，适当减少降压药用量。降压药减量应根据患者个体差异进行差异性调整，需要临床医生的经验性把控。

根据文献报道，季节性血压波动最大幅度可达到20mmHg，这种血压波动主要跟环境温度有关。通俗来说，血管也有冷热相关的特性。当环境温度变高时，高温会抑制人体的交感神经系统，使外周血管扩张，导致外周血管阻力降低，血压便会下降；当受到寒冷刺激时，人体交感神经系统被激活，兴奋性亢进，血管收缩，导致外周血管阻力增加，血压便会升高。处于寒冷环境，机体会增加去甲肾上腺素的分泌，增加基础代谢，以达到维持体温的目的。去甲肾上腺素维持体温的同时，也会使血管收缩，导致血压升高。高温环境则反之，引起血压下降。另外，夏季和冬季日照时间与强度存在差异，紫外线是机体生成维生素D_3的重要影响因素。夏季日照时间长、紫外线强度大，机体生成维生素D_3量增加，甲状旁腺素生成减少，使血管平滑肌收缩性减弱，血管内皮功能和血管结构也会受到影响，从而导致血管扩张，阻力下降，血压下降。

（姜镇、栗印军、郭万超）

第三章　高血压的诊断与评估

1. 如何定义高血压?

血管内血液对于血管壁的侧压力称为血压（blood pressure，BP）。高血压的定义为体循环动脉收缩压和（或）舒张压的持续升高，是以体循环动脉压升高、周围小动脉阻力增高同时伴有不同程度的心排出量和血容量增加为主要表现的临床综合征。临床上可分为原发性高血压和继发性高血压两大类，发病原因不明的称之为原发性高血压，占高血压患者总数的90%左右。有5%～10%的高血压患者，其血压的升高是因为本身有明确而独立的病因及疾病所致一种临床表现，称之为继发性高血压。

2. 《中国高血压防治指南（2018年）》中对于高血压的诊断标准是什么?

高血压的水平是根据流行病学资料人为界定的。《中国高血压防治指南（2018年）》将高血压定义为：在未服用降压药物的情况下，收缩压（systolic blood pressure，SBP）≥140mmHg和（或）舒张压（diastolic blood pressure，DBP）≥90mmHg。测量3次非同日血压均符合上述标准，即可诊断为高血压。患者既往有高血压史，目前正服抗高血压药物，血压虽已低于140/90mmHg，也应诊断为高血压。根据血压增高的水平，可进一步将高血压分为1级、2级、3级。诊室血压、家庭自测血压及24小时动态血压的高血压诊断依据及标准见表3-1。

表3-1 高血压诊断依据及标准

诊室血压	≥140/90mmHg
家庭自测血压	≥135/85mmHg
24小时动态血压	
全天	≥130/80mmHg
白天	≥135/85mmHg
夜间	≥120/70mmHg

3.《中国高血压临床实践指南（2022年）》中对于高血压的诊断标准是什么?

《中国高血压临床实践指南（2022年）》推荐将我国成人高血压的诊断界值由收缩压≥140mmHg和（或）舒张压≥90mmHg下调至收缩压≥130mmHg和（或）舒张压≥80mmHg。但目前临床上诊断高血压，仍沿用《2018年中国高血压防治指南》的标准。

4.《中国高血压防治指南（2018年）》如何根据血压水平进行分级?

高血压患者的收缩压与舒张压分属不同的级别时，则以较高的分级为准。单纯收缩期高血压也可按照收缩压水平分为1级、2级、3级。《中国高血压防治指南（2018年）》中高血压水平分级见表3-2。

表3-2 高血压水平分级

分类	SBP（mmHg）	DBP（mmHg）
正常血压	<120	<80
正常高值	120～139	80～89
高血压	≥140	≥90
1级高血压（轻度）	140～159	90～99
2级高血压（中度）	160～179	100～109
3级高血压（重度）	≥180	≥110
单纯收缩期高血压	≥140	<90

注：当SBP和DBP分属于不同级别时，以较高的分级为准

5.《中国高血压临床实践指南（2022年）》中将高血压如何分级?

《中国高血压临床实践指南（2022年）》将高血压分级简化为二分法：收缩压130～139mmHg和（或）舒张压80～89mmHg为1级高血压；收缩压≥140mmHg和（或）舒张压≥90mmHg为2级高血压。

6. 血压的测量方式有哪些?

高血压的正确测量，分为有创测量和无创测量。目前大多数情况下通常采用肱动脉诊室血压测量的方法，即用血压计在体表进行测量（无创测量）。目前无创测量方式有以下3种方法。

（1）诊室血压：是目前临床诊断高血压和分级的标准方法，由医护人员在标准条件下按统一的规范进行测量。

（2）家庭自测血压：是受测者在家中自己测量血压，可以提供日常生活状态下有价值的血压信息。在甄别单纯性诊室高血压（即白大衣性高血压），评价降压疗效，改善治疗依从性等方面具有独特优势。自测血压值稍低于诊室血压值。

（3）24小时动态血压：提供24小时、白天和夜间各时间段血压的平均值与离散度，能较敏感和客观地反映实际的血压水平、血压变异性和血压节律。同诊室偶测血压相比，动态血压与靶器官损害及预后有更密切的关系。临床上可用于诊断评价单纯性诊室高血压、顽固性高血压、发作性高血压或低血压、血压波动异常等疾病。

有创血压测量是指将导管或者探测器插入心脏内或者血管内，直接测定血压，这种血压值和无创测量血压值相比更准确，而且可以实时提供连续的血压值。在院内，对于病情特别重、循环功能差、需要对血压判断更直接的患者，建议应用相应的手段。另外，对于做冠状动脉造影、有动脉留置鞘管的患者，也需要同时测定有创动脉血压，避免手术中发生低血压。还有些患者有特殊情况，比如双上臂缺失，无法进行上臂的血压测定，也可以进行有创血压监测。但有创血压监测因为有血管的穿刺以及相应的导管进到体内，有一定风险。

7. 如何规范地进行诊室血压测量?

（1）要求受试者安静休息至少5分钟后开始测量坐位上臂血压（测量血压的座椅需有椅背），上臂应置于心脏水平。

（2）推荐使用经过验证的上臂式医用电子血压计，汞柱式血压计将逐步被淘汰。

（3）使用标准规格的袖带（气囊长22～26cm、宽12cm），肥胖者或臂围大者（＞32cm）应使用大规格气囊袖带。

（4）首诊时应测量双上臂血压，以血压读数较高的一侧作为测量的上臂。

（5）测量血压时，应相隔1～2分钟重复测量，取2次读数的平均值记录。如果SBP或DBP的2次读数相差5mmHg以上，应再次测量，取3次读数的平均值记录。

（6）老年人、糖尿病患者及出现直立性低血压情况者，应该加测平卧位及站立位血压。站立位血压在卧位改为站立位后1分钟和3分钟时测量。

（7）在测量血压的同时，应测定脉率。

8. 家庭自测血压的理想值是多少？

家庭自测血压值一般低于诊室血压值，家庭自测血压的高血压诊断标准为≥135/85mmHg，与诊室测量血压高血压诊断标准≥140/90mmHg相对应。因此，家庭自测血压的理想值应＜135/85mmHg。

9. 如何规范地进行家庭血压自测？

家庭自测血压由被测量者自我测量，也可由家庭成员协助完成，又称自测血压或家庭血压测量。可用于评估数日、数周、数月，甚至数年的降压治疗效果和长时血压变异，有助于增强患者健康参与意识，改善患者治疗依从性，适合患者长期血压监测。

家庭自测血压用于一般高血压患者的血压监测，以便鉴别白大衣性高血压、隐匿性高血压和顽固性高血压，评价血压长时变异，辅助评价降压疗效，预测心血管风险及预后等。家庭自测血压需要选择合适的血压测量仪器，并对患者进行血压自我测量知识、技能和方案的指导。

规范的测量方法：使用经过国际标准方案认证的上臂式家用自动电子血压计，不推荐腕式血压计、手指血压计、汞柱式血压计进行家庭血压监测。电子血压计使用期间应定期校准，每年至少1次。

测量方案：对初诊高血压患者或血压不稳定的高血压患者，建议每日早晨和晚上测量血压，每次测2～3遍，取平均值；建议连续测量家庭血压7日，取后6日血压平均值。血压控制平稳且达标者，可每周自测1～2日血压，早、晚各1次；最好在早上起床后，服降压药和早餐前、排尿后，固定时间自测坐位血压。详细记录每次测量血压的日期、时间以及所有血压读数，而不是只记录平均值。应尽可能向医生提供完整的血压记录。需注意的是，精神高度焦虑患者，不建议家庭自测血压。

10. 家庭自测血压时的注意事项有哪些？

为保证测量血压的准确性，患者应注意以下事项：

（1）购买经过国家认证的符合计量标准的血压计。要买上臂式血压计，不要买腕式的，后者容易产生误差。

（2）使用前应由医生指导正确的测量方法，避免因测量方法不当导致误差。

（3）在接受药物治疗初期或调整降压药物过程中，每日测量2～3次为宜（如早、晚或早、中、晚各测量1次）。过于频繁地自测血压容易影响测量准确性。病情稳定且治疗方案固定的患者，每周测量1～2日，每日早、晚各测1次即可。

（4）准备好专门的记录本，将每次测量结果（包括脉搏数）详细记录下来，供医生参考。就诊时带上自测血压记录，既有助于医生全面了解自己的血压波动情况，又可缩短医生问诊所需要的时间。

（5）如果在医院测量血压升高，但在家中测量正常，这提示患者存在“白大衣效应”或“诊室高血压”，这些患者一般不需要药物治疗；反之，如果在医院测量血压正常，但在家中自测血压升高，则说明存在隐匿性高血压，这些患者多需治疗。正在接受降压药物治疗的患者，则需要调整药物剂量。

虽然鼓励患者在家自测血压，但患者不应自行更改治疗方案。降压方案的制订是一个很复杂的过程，一定要在医生指导下进行。

11.《中国高血压防治指南（2018年）》推荐的24小时动态血压监测正常值是多少？

24小时动态血压的正常值推荐以下参考标准：24小时平均值＜130/80mmHg，白天平均值＜135/85mmHg，夜间平均值＜120/70mmHg。正常情况下，夜间血压平均值比白天平均值低10%～15%。

24小时动态血压监测在临床上可用于诊断白大衣性高血压、隐蔽性高血压、顽固性高血压、发作性高血压或低血压，评估血压升高严重程度、短时变异和昼夜节律等，但是目前仍主要用于临床研究，例如评估心血管调节机制、预后意义、新药或治疗方案疗效考核等。

12. 24小时动态血压监测的适应证是什么？（表3-3）

表3-3　动态血压监测适应证

新发现的1级、2级诊室高血压	诊室血压已达标，但仍发生了心脑血管并发症，或新出现了靶器官损害，或靶器官损害进行性加重
诊室血压正常高值，或合并靶器官损害或心血管疾病发生风险	明确顽固性高血压诊断，或诊室血压未达标，为了解夜间、清晨血压及血压昼夜节律情况，以优化降压治疗方案
血压波动较大，或怀疑直立性低血压、餐后低血压、继发性高血压等	在临床试验中，评价药物或器械治疗的降压效果

13. 哪些人群需谨慎评估动态血压监测结果？

心房颤动患者由于心律绝对不齐，单次血压测量易产生误差，多次测量可提高血压评估的准确性。但在已发表的几项小样本研究中，动态血压的监测成功率在房颤患者与窦性心律人群中并无明显差异。在心室率不快的持续性心房颤动患者中，动态血压计测得的诊室收缩压与听诊法类似，但舒张压可能略高于听诊法。对于失眠和夜间多尿的患者，需要考虑这些因素对夜间血压的影响。对于双臂血压不对称者，应确认选择血压较高一侧进行监测。

14. 24小时动态血压监测时有哪些注意事项？

24小时动态血压监测使用动态血压监测仪，测量次数多，无测量者误差，避免白大衣效应，可以测量夜间睡眠期间血压，鉴别白大衣性高血压和检测隐匿性高血压，诊断单纯性夜间高血压。目前临床上动态血压监测主要用于：诊断白大衣性高血压、隐匿性高血压和单纯夜间高血压；观察异常的血压节律与变异；评估降压疗效、全时间段（包括清晨、睡眠期间）的血压控制。

24小时动态血压监测注意事项：使用经过国际标准方案认证的动态血压监测仪，并定期校准。通常白天每15～20分钟测量1次，晚上睡眠期间每30分钟测量1次。应确保整个24小时期间血压有效监测，每小时至少有1个血压读数；有效血压读数应达到总监测次数的70%以上，计算白天血压的读数≥20个，计算夜间血压的读数≥7个。动态血压监测指标：24小时、白天（清醒活动）、夜间（睡眠）的收缩压和舒张压平均值。

15. 为什么提倡用电子血压计？

根据世界卫生组织（WHO）减少汞污染的倡议，于2020年全面废除汞柱式血压计的使用，电子血压计将是未来主要的血压测量工具。与汞柱式血压计相比，电子血压计对测量技术要求低、使用简便，且可避免人为误差。

16. 电子血压计准确吗？

有人认为电子血压计测量数值不固定，就说电子血压计不准确。其实这种情况是正常的，因为我们的血压一直在变化，不是固定不变的数值。出现这种现象并不代表电子血压计不准，相反，恰恰说明电子血压计是很敏感的。

人体对于血压有一套完善而精细的调节系统，可以根据身体内、外部环境的变化以及生理需求及时而精确地调节血压水平：闭目养神的时候会低一些，说话的时候就会高一些；心平气和地说话时会低一些，大吵大嚷的时候就会高一些；靠在椅背上测会低一些，挺直腰板测的时候就会高一些；两腿放平会低一些，跷着二郎腿的时候就会高一些；环境安静的时候会低一些，周边嘈杂时就会高一些。即便自己察觉不到任何变化，连续几次测量血压也会有所不同，这说明动脉血管内血流的压力一直在一定范围内波动。

我们对于血压测量提出了很多要求，一方面说明影响血压的因素很多，另一方面也反映出血压时刻在波动，每次测量的血压数值都会有所不同。所以，不要因为这个问题就认为电子血压计不准确。再过几年，汞柱式血压计将逐渐被淘汰，电子血压计将成为测量血压的主要工具。

建议购买上臂式的电子血压计，不要买腕式的，后者误差比较大。

17. 哪些人群不能使用电子血压计精准测量血压？

血压计可以分为很多类型，其中比较常见的就是电子血压计。电子血压计一般采用示波法进行血压测量，示波法测血压是通过建立收缩压、舒张压、平均压与袖套压力振荡波的关系来辨别血压。但是，以下几类人群不适合使用电子血压计。

（1）心律失常的患者：在心律失常的情况下，心脏跳动速度异常，甚至会影响血压。在这种情况下，就会导致测量出来的血压不准确。

（2）过度肥胖的患者：身体过度肥胖，臂围过大，导致袖带过短，不能恰当地对上臂产生压力，这样对血压测量结果会造成影响。

（3）帕金森患者：电子血压计是使用示波法进行测量的，帕金森患者因手臂抖动，使用电子血压计测量产生的结果可能不准确，这样容易导致高血压误诊。

（4）脉搏虚弱的患者：对于体温比较低、身体虚弱、脉搏浅的人来说，此时也最好不要使用电子血压计。因为电子血压计需要在人体脉搏较强、体温正常的情况下测量，这样测量出来的结果才会准确。而由于部分人身体过度虚弱，因此容易手脚冰冷，这样测出来的结果容易受到影响。

（5）心跳速度异常的患者：部分高血压患者的心跳速度异常，如果每分钟心跳次数＜40次，或者每分钟心跳次数＞240次，都属于不正常的情况。在这种情况下，也不要使用电子血压计了。

（6）大出血、低血容量、休克等血压急剧变化的患者。

18. 测量血压时应测量左上肢还是右上肢？

大多数人左右上臂血压基本是一致的，初次就诊的患者应同时测量双侧上臂血压。两侧血压测量值不同时，建议以血压较高一侧的血压读数作为诊断与疗效评估的依据。如果两侧血压测量值相差＞20mmHg，则应注意检查血压较低一侧的锁骨下动脉等大血管有无明显狭窄（如动脉粥样硬化性病变或多发性大动脉炎等）。有很多研究提示，两侧血压差值过大的高血压患者，发生心肌梗死或脑梗死的概率明显增大，因此不应轻视这种现象。

19. 左、右上肢血压差的正常值是多少？

健康成年人双侧上肢之间的血压测量值可以有所差异，可能左侧高于右侧，也可能右侧高于左侧，但多数人双侧上臂的血压相差不多。一般来说，双侧上臂的血压相差＜10～20mmHg。

20. 上、下肢血压差的正常值是多少？

按照目前临床当中常用的测量血压的方法，下肢血压较高于上肢血压，幅度是20～40mmHg，上、下肢血压差值根据测量方法的不同会有一定区别。常用的袖带加压法属于间接的测量方法，此方法采用血压计进行测量。

如果下肢血压低或者等于上肢血压，就提示存在着动脉狭窄或动脉闭塞，狭窄或闭塞的位置主要见于主动脉和腹主动脉，另外在大动脉炎、闭塞性动脉硬化疾病中也可以出现上述情况。如果采用直接的测量方法，即进行动脉穿刺或者插管，导管末端连接换能器，再连接到监护仪上直接测量，这时上、下肢的血压差异并不显著。

21. 如何对高血压患者进行危险分层?

从指导治疗和判断预后的角度，应对高血压患者进行心血管危险分层，将高血压患者分为低危、中危、高危和极高危。具体高血压危险分层标准（表3–4）依据

表3–4　高血压危险分层标准

其他危险因素	血压水平（mmHg）		
1. 男性≥55岁，女性≥65岁。2. 吸烟。3. 糖耐量受损（餐后2小时血糖7.8～11.0mmol/L）和（或）空腹血糖异常（6.1～6.9mmolL）。4. 血脂异常：TC≥5.7mmol/L（220mg/dL），LDL–C>3.3mmol/L（130mg/dL）或HDL–C<1.0mmol/L（40mg/dL）。5. 早发心血管病家族史：一级亲属发病年龄<50岁。6. 腹型肥胖（腰围男性≥90cm，女性≥85cm）或肥胖（BMI>28kg/m^2）。7. 高同型半胱氨酸>10mmol/L	1级高血压［140～159和/（或）90～99］	2级高血压［160～179和/（或）100～109］	3级高血压［≥180和（或）≥110］
无	低	中	高
1～2个其他危险因素	中危	中危	极高危
≥3个其他危险因素	高危	高危	极高危
靶器官损害或临床并发症 靶器官损害： 1. 左心室肥厚：超声心动图LVMI：男性≥125g/m^2，女性≥120g/m^2 2. 颈动脉超声IMT≥0.9mm或动脉粥样斑块 3. 颈–股动脉脉搏波速度>12m/s（选择使用） 4. 踝臂血压指数<0.9（选择使用） 5. 估算的肾小球滤过率降低［eGFR<60mL/（min·1.73m^2）］或血清肌酐轻度升高： 男性：115～133mmoL/L（1.3～1.5mg/dL） 女性：107～124mmol/L（1.2～1.4mg/dL） 6. 微量白蛋白尿：30～300mg/24h或白蛋白/肌酐比≥30mg/g（3.5mg/mmol） 临床并发症： 1. 脑血管病：脑出血、缺血性脑卒中、短智性脑缺血发作 2. 心脏疾病：心肌梗死史、心绞痛、冠状动脉血运重建史、充血性心力衰竭 3. 肾脏疾病：糖尿病肾病、肾功能受损。血肌酐：男性>133mmol/L，女性>124mmol/L；蛋白尿（>300mg/24h） 4. 外周血管疾病 5. 视网膜病变：出血或渗出，视乳头水肿 6. 糖尿病：空腹血糖≥7.0mmol/L，餐后血糖≥11.1mmol/L，糖化血红蛋白（HbA1c）≥6.5%	极高危	极高危	极高危

血压升高水平（1级、2级、3级）、其他心血管危险因素、糖尿病、靶器官损害以及并发症情况。

22. 什么是中心动脉压？其临床意义是什么？

中心动脉压是指升主动脉根部血管所承受的侧压力。中心动脉压也分为收缩压（systolic blood pressure，SBP），舒张压（diastolic blood pressure，DBP）及脉压（pulse pressure，PP）。中心动脉压是重要脏器血液灌注的根本，是冠心病的重要危险标志。

一些大型研究，如ASCOT-CAFE研究强调中心动脉压具有重要的病理生理意义，具有独立的更强的心血管疾病及相关并发症的预测价值。因此，关注中心动脉压具有重要的临床意义。中心动脉压比外周动脉压具有更强的心血管病理生理联系。中心动脉SBP是左室收缩期的后负荷，DBP是冠状动脉灌注的决定因素。中心动脉压与肱动脉压间的显著差异常见于老年人，尤其是在心动过速、应用血管活性药物、运动，或收缩性心力衰竭等状态下。中心动脉压能更直接、准确地反映左室、冠状动脉及脑血管的负荷情况，因此理论上比肱动脉压具有更强的心血管靶器官损害、心血管事件的相关性。中心动脉压增高将诱发冠状动脉硬化，进而容易引起冠状动脉狭窄及冠状动脉事件。因此，降低中心动脉压将有助于预防心血管事件。已证明中心动脉血流动力学与高血压靶器官损害、心血管疾病独立相关；在预测、决定终点事件方面中心动脉血流动力学的意义优于外周血流动力学。

23. 对高血压患者问诊时应关注哪些内容？

应全面详细了解患者病史，包括以下内容：

（1）家族史：询问患者有无高血压、脑卒中、糖尿病、血脂异常、冠心病或肾脏疾病的家族史，包括一级亲属发生心脑血管事件时的年龄。

（2）病程：初次发现或诊断高血压的时间、场合、血压最高水平。如已接受降压药治疗，说明既往及目前使用的降压药物种类、剂量、疗效及有无不良反应。

（3）症状及既往史：询问目前及既往有无脑卒中或一过性脑缺血、冠心病、心力衰竭、心房颤动、外周血管病、糖尿病、痛风、血脂异常、性功能异常和肾脏疾病等症状及治疗情况。

（4）提示继发性高血压的指征：例如肾炎史或贫血；肌无力、发作性软瘫等；阵发性头痛、心悸、多汗；打鼾伴有呼吸暂停；是否长期应用升高血压的药物。

（5）生活方式：盐、酒及脂肪的摄入量，吸烟、体力活动、体重变化、睡眠习惯等情况。

（6）心理社会因素：包括家庭情况、工作环境、文化程度以及有无精神创伤史。

24. 对高血压患者进行体格检查时应关注哪些体征？

体格检查包括：测量血压、测量脉率，测量BMI、腰围及臀围；观察有无库欣面容、神经纤维瘤性皮肤斑、甲状腺功能亢进性突眼征或下肢水肿；听诊颈动脉、胸主动脉、腹部动脉和股动脉有无杂音；触诊甲状腺，全面的心肺检查，检查腹部有无肾脏增大（多囊肾）或肿块，检查四肢动脉搏动和神经系统体征。

25. 高血压患者进行辅助检查时应包括哪些内容？

基本项目：血生化（血钾、血钠、空腹血糖、血脂、尿酸和肌酐）、血常规、尿液分析（尿蛋白、尿糖和尿沉渣镜检）、心电图等。

推荐项目：超声心动图、颈动脉超声、口服葡萄糖耐量试验、糖化血红蛋白、血高敏C反应蛋白、尿白蛋白/肌酐比值、尿蛋白定量、眼底检查、胸部X线摄片、脉搏波传导速度（PWV）以及踝臂血压指数（ABI）等。

选择项目：血同型半胱氨酸，对怀疑继发性高血压患者，根据需要可以选择以下检查项目：血浆肾素活性或肾素浓度、血和尿醛固酮、血和尿皮质醇、血游离甲氧基肾上腺素及甲氧基去甲肾上腺素、血或尿儿茶酚胺、肾动脉超声和造影、肾和肾上腺超声、CT或MRI、肾上腺静脉采血以及睡眠呼吸监测等。对有并发症的高血压患者，进行相应的心功能、肾功能和认知功能等检查。

26. 超声心动图检查对高血压患者评估有什么意义？应关注哪些指标？

在心血管病的临床实践中，超声心动图是最常运用和使用范围最广的影像学方法。对患有高血压的患者，超声心动图可提供具有重要临床意义的心脏解剖和心功能变化的信息。现代的心脏超声实验室不仅运用传统的心脏超声检查技术，包括M型、二维和多普勒超声检查项目，还采纳了一些新的检查技术，如组织多普勒、三维超声显像和心肌应变等。所有这些方法都已被用于高血压患者的评价中。理解与应用这些传统的和新的超声指标，在高血压性心脏病的临床诊断和预后风险的评价中具有重要意义。

超声心动图检查重要指标：

（1）左心室肥厚：其具有预后价值。左心室形态正常的情况下，M型或二维显像的单经线测值都可用于计算左心室心肌质量。文献中大部分的预后分析都是用M型的测值计算的。三维超声显像对心室形态异常或有不对称肥厚的个体尤有价值，在常规应用三维超声的实验室，可考虑用来评价左心室心肌质量。

值得注意的是，左心室壁厚度或心肌质量增加，不仅见于高血压性心脏病，还可见于其他的心肌疾病。用心脏磁共振评价心肌特性，能够识别非高血压左心室心肌肥厚的左心室壁增厚。因此，如下情况进一步行心脏磁共振检查可能有其价值：①中度以上的左心室壁增厚；②左心室肥厚与高血压的程度不成比例；③左心室功能不全在合理的血压控制后未能改善；④在有提示心肌浸润性病变特征时，如严重的左心室壁增厚，心肌组织密度显像异常或二尖瓣环e'速度极度降低（<5cm/s）。

（2）左心室的几何形态可提供预后信息：建议4种类型报告：左心室几何形态正常、向心性左心室重构、向心性左心室肥厚或离心性左心室肥厚。

（3）左心室收缩功能：可进一步提供临床治疗信息和预后评价。左心室射血分数仍然为最广泛沿用的左心室功能参数。左心室长轴功能，尤其是用斑点追踪法测定心肌应变，可提供有效的左心室收缩功能指标。

（4）左心室舒张功能：左心房容积及其指数、左心室充盈压和肺动脉收缩压。值得注意的是，在评价舒张功能的各种参数时，需考虑年龄对测值的影响。正常的老化常使左心室的舒张减缓，而并非病理性舒张功能不全。

（5）主动脉各段内径：包括主动脉根部、近段升主动脉、主动脉弓及近段降主动脉。

（6）左心房的大小及功能：包括左心房增大及左心房功能。

（7）肺动脉压：超声心动图是临床上常规运用的无创伤性估测肺动脉压的工具。

27. 如何根据心电图对高血压患者进行评估？

高血压患者的心电图表现可以是完全正常的心电图，也有一些高血压患者由于存在期前收缩，会在心电图上表现为房性早搏、室性早搏的表现。

如果长期高血压已经导致高血压性心脏病，引起左心室增大，心电图上可以表现为左心室高电压的情况（心电图提示左室高电压表现为：RV5>2.5mV；RV5+SV1>4.0mV（男）或3.5mV（女）；RI>1.5mV；RaVL>1.2mV；RaVF>2.0mV；RI+SⅢ>

2.5mV）。如果病情严重，甚至诱发心肌缺血，还会在心电图上显示为ST段和T波的改变，例如ST段压低、T波倒置等情况，长期高血压还会增加心房颤动发生的概率。

28. 为什么高血压患者应做眼底检查?

高血压本身是一个全身系统性的血压升高，对全身的血管都有损伤，其中眼底动脉也会受到血压的损伤，所以通过查眼底可以判断高血压是否已经造成了这种全身血管的靶器官损伤，是评估高血压程度的一个主要手段。另外通过对眼底的检查，还可以判断高血压目前的发病发展时间，估计患者现在应该采取哪种方式来进行有效的治疗，防止并发症的进一步发生。

29. 对高血压患者进行诊断性评估时应包括哪些内容?

诊断性评估的内容包括以下3个方面：①确立高血压诊断，确定血压水平分级；②判断高血压的原因，区分原发性或继发性高血压；③寻找其他心脑血管危险因素、靶器官损害以及相关临床情况，从而做出高血压病因的鉴别诊断和患者的心脑血管疾病风险程度评估，指导诊断与治疗。

30. 高血压诊治过程中的“五重视”指的是什么?

（1）重视血压数值达标。

（2）重视对危险因素、靶器官损害、已发生的心脑疾病控制及继发性高血压的筛查。

（3）重视血压昼夜节律控制：即夜间血压均值应较白天血压均值低10%～15%，节律异常同样构成危害。

（4）重视血压的测量方式，除诊室血压外，还有动态血压及家庭自测血压。

（5）重视健康生活方式。

31. 如何进行继发性高血压的筛查?

继发性高血压是指由某些确定的疾病或病因引起的血压升高，占所有高血压的5%～10%。

临床上凡遇到以下情况时，要进行全面详尽的筛查：①中、重度血压升高的年轻患者。②症状、体征或实验室检查有怀疑因素，例如严重或顽固性高血压、原来控制良好的高血压突然恶化、高血压发病突然、高血压起病年轻（尤其是无高血压家族史者）、高血压起病在50岁后并有动脉硬化病史（如冠心病）。体格检查发现血压波动大或阵发性高血压伴头痛、心悸及面色苍白和出汗（嗜铬细胞瘤）、肥胖伴夜间睡眠中打鼾及呼吸停止（夜间睡眠呼吸暂停）、心动过速伴出汗及震颤（甲亢）、听诊有腹部杂音（肾血管性高血压）、听诊有心前区或胸部杂音（主动脉缩窄或主动脉病）、股动脉搏动消失或延迟、股动脉压降低（主动脉缩窄或主动脉病）。实验室检查提示无诱因的低血钾（原发性醛固酮增多症）、高血钙（甲状旁腺功能亢进）、血肌酐增高（肾实质病变）。③药物联合治疗效果差，或者治疗过程中血压曾经控制良好但近期内又明显升高。④恶性高血压患者。

引起继发性高血压的主要疾病和病因如下：

（1）肾脏疾病

肾小球肾炎。

慢性肾盂肾炎。

先天性肾脏病变（多囊肾）。

继发性肾脏病变（结缔组织病、糖尿病肾病、肾淀粉样变等）。

肾动脉狭窄。

肾肿瘤。

（2）内分泌疾病

皮质醇增多症（库欣综合征）。

嗜铬细胞瘤。

原发性醛固酮增多症。

肾上腺性变态综合征。

甲状腺功能亢进。

甲状腺功能减退。

甲状旁腺功能亢进。

腺垂体功能亢进。

绝经期综合征。

（3）心血管病变

主动脉瓣关闭不全。

完全性房室传导阻滞。

主动脉缩窄。

多发性大动脉炎。

（4）颅脑病变

脑肿瘤。

脑外伤。

脑干感染。

（5）睡眠呼吸暂停综合征

（6）其他

妊娠高血压综合征。

红细胞增多症。

药物（糖皮质激素，拟交感神经药，甘草）。

32. 高血压患者的肾脏损害如何进行评估?

（1）肾小球滤过率（GFR）：GFR的下降是心血管疾病发病率和死亡率的危险因素。

（2）血清肌酐：血清肌酐被广泛用作GFR的内源性标志物。血清肌酐的检验主要是采用Jaffe反应法或酶法，酶法通常较Jaffe反应法更可靠一些。但是不能用血清肌酐替代GFR，主要是因为肾小管可以分泌肌酐及血清肌酐依赖于肌肉的含量。

（3）胱抑素C（CysC）：胱抑素C是由有核细胞的管家基因编码的一种半胱氨酸蛋白酶抑制剂。胱抑素C可以由肾小球自由滤过，随后被近端小管重吸收并分解。与血清肌酐相比，胱抑素C的优势在于与肌肉含量无关。

33. 对肾上腺疾病所致高血压进行筛查时应包括哪些检查项目?

（1）原发性醛固酮增多症

本症是肾上腺皮质增生或肿瘤分泌过多醛固酮所致。临床上以长期高血压伴低血钾为特征，也有部分患者血钾正常，临床上常因此忽视对本症的进一步检查。由于电解质代谢障碍，本症可有肌无力、周期性瘫痪、烦渴、多尿等症状。血压大多为轻、中度升高，约1/3表现为顽固性高血压。实验室检查有低血钾、高血钠、代谢性碱中毒、血浆肾素活性降低、血浆和尿醛固酮增多。血浆醛固酮/血浆肾素活性比值增大有较高的诊断敏感性和特异性。超声、放射性核素、CT、MRI可确立病变性质和部位。选择性双侧肾上腺静脉血激素测定，对诊断确有困难者有较高的诊断价值。

（2）嗜铬细胞瘤

嗜铬细胞瘤起源于肾上腺髓质、交感神经节和体内其他部位嗜铬组织，肿瘤间歇或持续释放过多肾上腺素、去甲肾上腺素与多巴胺。临床表现变化多端，典型的发作表现为阵发性血压升高伴心动过速、头痛、出汗、面色苍白。可在发作期间测定血或尿儿茶酚胺或其代谢产物3-甲氧基-4-羟基苦杏仁酸（VMA），如有显著增高，提示嗜铬细胞瘤。超声、放射性核素、CT或MRI可做定位诊断。

（3）皮质醇增多症

皮质醇增多症主要是由于促肾上腺皮质激素（ACTH）分泌过多导致肾上腺皮质增生或肾上腺皮质腺瘤，引起糖皮质激素过多所致。80%的患者有高血压，同时有向心性肥胖、满月脸、水牛背、皮肤紫纹、毛发增多、血糖增高等表现。24小时尿中17-羟和17-酮类固醇增多、地塞米松抑制试验和肾上腺皮质激素兴奋试验有助于诊断。颅内蝶鞍X线检查、肾上腺CT和放射性核素肾上腺扫描可确定病变部位。

34. 如何对左、右肾上腺功能进行评估？

通常肾上腺CT在诊断原发性醛固酮增多症上存在局限性，若影像学检查未能发现占位，或较小病灶不能区分肾上腺腺瘤和增生，可选择双侧肾上腺静脉取血（AVS）检查，有利于肾上腺功能及原发性醛固酮增多症的分型诊断的评估。

双侧肾上腺静脉取血（AVS）检查是原发性醛固酮增多症患者鉴别单侧和双侧肾上腺病变的金标准，指南推荐对于确诊原发性醛固酮增多症后选择手术治疗的患者，应行双侧肾上腺静脉取血（AVS）以鉴别单侧还是双侧肾上腺病变。目前双侧肾上腺静脉取血（AVS）的敏感性和特异性均可达到90%以上，要明显优于肾上腺CT。

35. 如何对肾实质性疾病所致继发性高血压进行筛查和评估？

肾实质性高血压包括急、慢性肾小球肾炎，糖尿病肾病，慢性肾盂肾炎，多囊肾和肾移植后等多种肾脏病变引起的高血压，是最常见的继发性高血压，终末期肾病80%～90%合并高血压。肾实质性高血压的发生主要是由于肾单位大量丢失，导致水钠潴留和细胞外容量增加，以及肾脏RAAS激活与排钠减少。高血压又进一步升高肾小球内囊压力，形成恶性循环，加重肾脏病变。

临床上有时难以将肾实质性高血压与原发性高血压伴肾脏损害完全区别开来。一般而言，除恶性高血压，原发性高血压很少出现明显蛋白尿，血尿不明显，肾功能减退首先从肾小管浓缩功能开始，肾小球滤过功能仍可长期保持正常或增强，直到最后阶段才有肾小球滤过降低、血肌酐上升；肾实质性高血压往往在发现血压升高时已有蛋白尿、血尿和贫血、肾小球滤过功能减退、肌酐清除率下降。

如果条件允许，肾穿刺组织学检查有助于确立诊断。肾实质性高血压必须严格限制钠盐摄入（每日＜3g）；通常需要联合使用降压药物治疗，将血压控制在130/80mmHg以下；如果不存在使用禁忌证，联合治疗方案中一般应包括ACEI或ARB，有利于减少尿蛋白，延缓肾功能恶化。

36. 如何对肾血管性疾病所致继发性高血压进行筛查和评估？

肾血管性高血压是单侧或双侧肾动脉主干或分支狭窄引起的高血压。常见病因有多发性大动脉炎、肾动脉纤维肌性发育不良和动脉粥样硬化，前两者主要见于青少年，后者主要见于老年人。肾血管性高血压的发生是由于肾血管狭窄，导致肾脏缺血，激活RAAS。早期解除狭窄，可使血压恢复正常；长期或高血压基础上的肾动脉狭窄，解除狭窄后血压一般也不能完全恢复正常，严重的肾动脉狭窄会导致患侧甚至整体肾功能的损害。凡进展迅速或突然加重的高血压，均应怀疑本症。体检时在上腹部或背部肋脊角处可闻及血管杂音。肾动脉彩超、放射性核素肾图、肾动脉CT及MRI检查有助于诊断，肾动脉造影可明确诊断和狭窄部位。

治疗方法可根据病情和条件选择介入手术、外科手术或药物治疗。治疗的目的不仅是降低血压还在于保护肾功能。经皮肾动脉成形术及支架植入术较简便，对单侧非开口处局限性狭窄效果好。手术治疗包括血运重建术、肾移植术和肾切除术，适用于不宜经皮肾动脉成形术患者。不适宜上述治疗的患者，可采用降压药物联合治疗。需要注意，双侧肾动脉狭窄、肾功能已受损或非狭窄侧肾功能较差患者禁忌使用ACEI或ARB，因为这类药物解除了缺血肾脏出球小动脉的收缩作用，使肾小球内囊压力下降，肾功能恶化。

37. 高血压患者出现尿蛋白的意义是什么？

内皮功能失调是高血压一个很重要的病理生理机制，内皮作为一个较大的器官，具有抗血栓及调节血管平滑肌张力的作用。血管内皮功能失调是慢性肾病（chronic kidney disease，CKD）的特征。肾小球内皮细胞被认为是构成肾小球对白蛋白超滤屏障的一部分。内皮细胞功能异常，从而白蛋白通过损伤的肾小球内皮细胞渗漏导致肾脏疾病。同时，白蛋白也非常可能通过内皮细胞的血管壁渗入其他组织，此类渗漏也会造成相应组织的损伤。高血压患者出现尿蛋白，可预测并发肾脏及心血管系统疾病的可能。

38. 高血压造成肾损伤的机制是什么？

非恶性高血压造成肾损伤的机制目前尚未完全清楚。目前可能的机制如下：入球小动脉肌源性反应（即自主调节）是否完好决定了不同的损伤模式。若自主调节正常，肾小球和肾小管缺血将激活损伤途径，引起肾小球废弃和肾间质纤维化。若自主调节被破坏，动脉损伤和肾小球高压将导致肾小球硬化（也称肾小球固缩）。两种损伤过程可同时发生在一名患者身上，共同导致肾单位进行性丢失和肾脏疾病。

39. 肾脏在维持正常人体血压中的作用是什么？

正常人体血压靠血液循环容量及外周血管阻力两大因素维系，肾脏是体内最重要的排泄器官，又是一个重要的内分泌器官，所以它在调节这两大因素上都具有极为重要的作用。

（1）肾脏作为排泄器官对血液循环容量的调节作用。①肾脏对循环容量过多的调节作用：循环容量过多时，人体将通过肾脏排钠利尿来减少容量，稳定血压。a. 刺激利钠肽分泌；b. 刺激花生四烯酸代谢产物生成；c. 抑制肾素-血管紧张素-醛固酮分泌；d. 抑制精氨酸加压素分泌；e. 抑制肾脏交感神经活性。②肾脏对循环容量不足的调节作用。

（2）肾脏作为内分泌器官对外周血管阻力的调节作用。①具有收缩血管活性的物质：a. 肾素–血管紧张素系统；b. 内皮素；c. 交感神经介质。②具有舒张血管活性的物质：a. 花生四烯酸代谢产物；b. 激肽释放酶–激肽系统；c. 内皮源血管舒张因子。

40. 高血压性肾损害与肾性高血压的区别是什么？

高血压肾损害的诊断主要基于临床表现做出，通常并不常规通过肾穿刺活检进行病理证实。当确诊高血压的患者在疾病过程中出现持续性微量白蛋白尿或轻至中度蛋白尿，或出现肾小球功能损害（如血清肌酐升高）等临床特征时，应考虑高血压肾损害的诊断。而肾性高血压是以肾性因素为主，引起血压升高或促进原发性高血压进一步升高。

41. 为什么血液透析患者加强血压控制尤为重要？

透析患者的血压与死亡率呈“U”形曲线，即过高或过低的血压均与增加的死亡率相关。当收缩压＞180mmHg时预后不良。高血压不仅使CKD患者肾功能更快丧失，并可导致心血管疾病的发生。终末期肾脏疾病患者心血管疾病的死亡率是普通人群的15倍，心血管疾病是终末期肾脏疾病患者死亡的首位原因，占40%～50%，而高血压是尿毒症患者预测心血管疾病的最重要因素。

42. 什么是高血压性心脏病？如何诊断？

长期高血压状态，未有效控制血压，使机体神经内分泌激活，导致心肌结构、冠状动脉血管床和传导系统发生改变。心脏压力负荷长期增高，生长因子刺激心肌细胞肥大和间质纤维化，引起左心室肥厚和扩张，称为高血压性心脏病。病理生理改变包括：

（1）左心室肥厚

左心室肥厚（left ventricular hypertrophy，LVH）是一种心肌对血压升高的代偿性改变，心肌收缩力增强以维持足够的心排出量，但时间长可引起心肌细胞肥大、肌纤维增粗、退行性变、毛细血管相对密度下降等改变。早期出现心肌重塑现象，即向心性重塑，心肌细胞肥大，但数量并不增加，心肌细胞排列改变，胶原纤维增多，胶原逐步累积超过20%，出现纤维化，以取代失去功能的细胞，从而发生向心性肥厚，最后发生容量负荷增加，引起离心性肥厚。高血压性LVH首先反映在室间隔增厚上，后者是心脏大小循环所共有的部分，对左、右心室收缩功能均有十分重要的作用。

（2）舒张功能减退

舒张期心力衰竭的特征是左室容积减少和舒张末压升高，左室射血分数（left ventricular ejection fraction，LVEF）正常或轻度减低。这主要是由于心室收缩功能正常，而心室肌松弛性和顺应性降低使心室充盈减少；为增加心室充盈，左室必须提高充盈压而获得正常的心室充盈和心排出量。另外LVH使心肌细胞肥大，尤其是心肌纤维化使心肌舒张期压力-容量关系发生变化，也使心腔内舒张压升高，因此LVH可引起舒张功能减退。高血压病早期心脏结构功能改变，舒张功能减退约占11%。

（3）收缩功能减退

已知有LVH者比无LVH者发生心力衰竭风险高10倍，这是因为长期压力升高引起后负荷过度增高，引起血管壁增厚及心脏向心性肥厚及舒张期松弛性受损，最终出现心肌收缩力下降、心腔扩大、心室舒张末期容量增大、心室充盈压和心房压力均增高、肺静脉回流受阻、发生高血压性心脏病急性或慢性左心衰竭。

高血压性心脏病诊断标准：结合病史、体征及实验室及影像学检查，尤其是心脏彩超、心电图、放射影像学指标提示左心增大，同时需排除其他基础心脏病的可能，可考虑诊断高血压性心脏病。

43. 如何对大血管性疾病所致继发性高血压进行筛查和评估？

主动脉缩窄多数为先天性，少数是多发性大动脉炎所致。临床表现为上臂血压增高，而下肢血压不高或降低。在肩胛间区、胸骨旁、腋部有侧支循环的动脉搏动和杂音，胸部听诊有血管杂音。主动脉造影可确定诊断。

治疗：主要采用介入球囊扩张支架植入或外科手术方法。

44. 什么是高血压脑病？高血压脑病的病因及发病机制是什么？其临床特征及诊断要点是什么？

高血压脑病是血压急剧升高导致一过性急性脑功能障碍综合征，成人舒张压＞140mmHg，儿童、孕妇或产妇血压＞180/120mmHg可导致发病。

（1）病因：①高血压是最主要的病因，临床上常见急进型恶性高血压引起高血压脑病；②在高血压的基础上因过劳、情绪激动、紧张、气候改变及内分泌失调等因素诱发突发性血压急剧升高。

（2）发病机制：①近来研究认为，高血压脑病的机制是，当平均动脉压迅速升至180mmHg以上时脑血流自动调节机制崩溃，出现强制性血管扩张，脑血流量增加，脑血管内压超过脑间质压使血管床外渗，迅速出现脑水肿及颅内压增高，血压骤升导致小动脉痉挛也使病情加重；②小动脉痉挛或过度调节学说认为，当血压极度迅速升高时脑血管自身调节作用加强，脑内小动脉痉挛使毛细血管床血流量减少，导致毛细血管壁坏死和通透性增加，血管内液体外渗到细胞间隙造成脑水肿，继发神经元缺血、斑点状出血和缺血性小梗死等。

（3）临床特征：①平均发病年龄为40岁，儿童和60岁以上也可发生。动脉血压升高通常发生在高血压基础上，起病时先突然出现血压急剧升高，舒张压常在140mmHg以上，平均动脉压常为150～200mmHg；②起病急骤，病情进展迅速，出现剧烈头痛、呕吐、视乳头水肿和黑矇，部分患者出现一过性失语、偏瘫、偏身麻木、听力障碍和病理反射等；③有些患者可伴颈强直和癫痫发作；④出现嗜睡或昏迷，可见烦躁、精神错乱、定向力及判断力障碍和冲动行为，个别患者出现阵发性呼吸困难。

（4）诊断要点：根据患者原发性或继发性高血压病史，可有过劳、精神紧张、激动等诱因，血压突然急剧升高，尤其舒张压升高（＞120mmHg），出现剧烈头痛、呕吐、意识障碍、偏瘫、失语和癫痫发作等一过性神经系统局灶体征，眼底可见高血压性视网膜病变，CT或MRI显示特征性顶枕叶水肿，迅速降压后症状、体征迅速消失，不遗留后遗症。

45. 高血压性脑出血的病因及发病机制是什么？其临床特征及诊断要点是什么？

（1）病因：高血压性脑出血是原发性脑出血最常见的原因，由于高血压病变伴脑内小动脉病变，血压急剧升高时可引起动脉破裂出血。

（2）机制：持续性高血压引起脑内小动脉或深穿支动脉壁脂质透明样变性和纤维蛋白样坏死，使小动脉壁变脆，血压持续升高引起动脉壁疝出或内膜破裂，导致微小动脉瘤或微夹层动脉瘤。血压骤然升高时血液自血管壁渗出或动脉瘤壁破裂，血液进入脑组织形成血肿。

（3）临床特征：①高血压脑出血通常发生于50～70岁，男性略多，冬春季易发。通常在活动、情绪激动、用力排便和突然发力时发病。②50%的患者发病时出现剧烈头痛，常见呕吐；临床症状、体征常在数分钟至数小时达到高峰，可因出血部位及出血量不同而异。

（4）诊断要点：中老年高血压患者在活动中、情绪激动时突然发病，迅速出现偏瘫、失语等局灶性神经功能缺失症状，以及剧烈头痛、呕吐及意识障碍等，结合头部CT检查可以确诊。

46. 高血压和糖尿病有什么临床相关性?

高血压是糖尿病的常见并发症或伴发病之一，流行状况与糖尿病类型、年龄、是否肥胖以及人种等因素有关，发生率为30%～80%。我国门诊就诊的2型糖尿病患者中约30%伴有高血压。1型糖尿病患者出现的高血压常与肾脏损害加重相关，而2型糖尿病患者合并高血压通常是多种心血管代谢危险因素并存的表现，高血压也可出现在糖尿病发生之前。糖尿病与高血压的并存使心血管病、脑卒中、肾脏疾病及视网膜病变的发生和进展风险明显增加，也增加了糖尿病患者的死亡率。反之，控制高血压可显著降低糖尿病并发症发生和发展的风险。

47. 代谢综合征（MS）的诊断标准是什么?

（1）中华医学会糖尿病学分会（CDS，2004）建议MS的诊断标准：具备以下4项中的3项或全部：①超重和（或）肥胖：BMI≥25.0（kg/m^2）；②高血糖：FPG≥6.1mmol/L（110mg/dL）和（或）2小时PG≥7.8mmol/L（140mg/dL）和（或）已确诊为糖尿病并治疗者；③高血压：收缩压/舒张压≥140/90mmHg和（或）已确诊为高血压并治疗者；④血脂紊乱：空腹血TG≥1.7mmol/L（150mg/dL）和（或）空腹血HDL-C＜0.9mmol/L（35mg/dL）（男）或＜1.0mmol/L（39mg/dL）（女）。

（2）《中国成人血脂异常防治指南（2016年）》MS诊断标准：具备以下3项或更多项：①中心性肥胖和（或）腹型肥胖：腰围男性≥90cm，女性≥85cm；②高血糖：空腹血糖≥6.10mmol/L（110mg/dL）或糖负荷后2小时血糖≥7.8mmol/L（140mg/dL）和（或）已确诊为糖尿病并治疗者；③高血压：血压≥130/85mmHg和（或）已确诊为高血压并治疗者；④空腹TG≥1.7mmol/L（150mg/dL）；⑤空腹HDL-C＜1.0mmol/L（40mg/dL）。

48. 妊娠高血压评估应包括哪些内容?

妊娠高血压：指妊娠20周后首次出现高血压，收缩压≥140mmHg和（或）舒张压≥90mmHg，于产后12周内恢复正常。尿蛋白检测阴性。收缩压≥160mmHg和（或）舒张压≥110mmHg为重度妊娠高血压。

妊娠高血压评估应包括：

（1）病史：了解患者妊娠前有无高血压、肾病、糖尿病及自身免疫性疾病等病史或表现，有无妊娠高血压疾病史；了解患者此次妊娠后高血压、蛋白尿等伴发症状出现的时间和严重程度；有无妊娠高血压家族史等。

（2）高血压的诊断：孕妇同一手臂至少两次测量的收缩压≥140mmHg和（或）舒张压≥90mmHg，则诊断为高血压。若血压＜140/90mmHg，但较基础血压升高30/15mmHg时，虽不作为诊断依据却需要密切随访。对首次发现血压升高者，应间隔4小时或以上复测血压，如两次测量均为收缩压≥140mmHg和（或）舒张压≥90mmHg则诊断为高血压。对严重高血压孕妇收缩压≥160mmHg和（或）舒张压≥110mmHg时，间隔数分钟重复测定后即可以诊断。

（3）蛋白尿的检测：妊娠期应依据产检规定时间检测尿蛋白或尿常规。尿常规检查应选用中段尿。可疑子痫前期孕妇应检测24小时尿蛋白定量。尿蛋白≥0.3g/24h或尿蛋白/肌酐比值≥0.3，或随机尿蛋白出现（+）定义为蛋白尿。应注意蛋白尿的进展性变化及排查蛋白尿与孕妇肾脏疾病和自身免疫性疾病的关系。

（4）辅助检查：妊娠高血压应注意进行下述常规检查和必要时的复查：血常规、尿常规、肝功能、肾功能、心电图、产科超声检查。尤其是对于妊娠20周后才开始进行产前检查的孕妇，注意了解和排除孕妇基础疾病及慢性高血压，必要时进行血脂、甲状腺功能、凝血功能等的检查。

49. 什么是血压波动类型?血压按昼夜节律分哪几个类型?其临床意义是什么?

随着24小时动态血压监测技术的广泛开展，发现血压常呈现昼夜变化和波动的节律。根据昼夜波动的不同，医学界将血压分为4个血压波动类型（图3-1）。

（1）杓型血压：人体血压在生理状态下24小时内存在波动，夜间睡眠时血压平均值较白天清醒活动时血压平均下降10%～15%。此为生理波动类型，称之为杓型。

（2）非杓型血压：夜间血压平均值较昼间血压平均值下降幅度＜10%。此种状态可使动脉粥样硬化发生率增加。

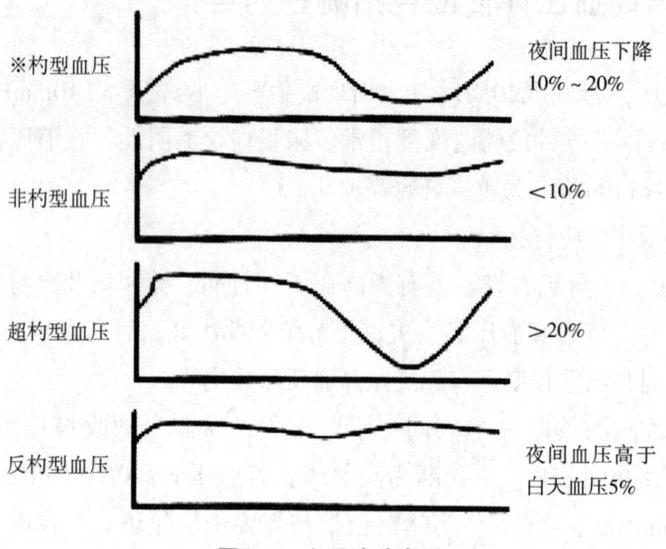

图3-1　血压波动类型

（3）超杓型血压：夜间血压平均值较白天血压平均值下降幅度>15%。夜间血压过低，可使缺血性脑卒中发生率增加。

（4）反杓型血压：夜间血压平均值较白天血压平均值增加幅度>5%。是非杓型血压中最严重的情况。

临床意义：欧洲老年收缩期高血压试验的一项亚组分析显示，夜间收缩压水平较白天血压水平更能准确地预测心血管终点事件发生，且夜间和白天收缩压比值越高，发生心血管事件的危险就越大，暗示了正常血压昼夜节律的重要性。

50. 什么是血压变异性？血压变异性如何进行评价？

血压变异性又称血压波动性，表示一定时间内血压波动的程度。

通常用动态血压标准差（standard deviation，SD）与变异系数（coefficient of variability，CV：动态血压标准差与平均值的比值SD/mean）来表示血压随着时间的推移所发生的变异性，或者是一段时间内血压整体发生变化的程度。通常用动态血压监测来分析几个小时之间的血压变异性，也可以通过自测血压或者诊所多次测量血压来评价几分钟、几天、几周、几个月甚至几年的血压变异性，这就是从时间上将血压变异性分为短时变异和长时变异。若根据血压变异发生的原因，还有生理变异、病理变异和使用药物所导致的变异几种。

51. 导致非杓型血压波动类型的因素有哪些?

正常生理状态下，夜间血压平均值较白天血压的平均值下降10%～15%，即所谓的杓型血压。但部分人由于生活习惯，如晚餐饮酒、高盐饮食、睡前大量吸烟、饮浓茶、熬夜等，致夜间交感神经兴奋性增高，引起夜间血压生理下降幅度减小，即非杓型血压。血压长期处于非杓型状态，对人体是有危害的，可导致高血压的发生，也可使原有的高血压加重，难以控制，最终引起动脉粥样硬化。

52. 什么是血压晨峰?

清晨，当人们从睡眠状态转为清醒状态并开始日常活动后，交感系统即刻激活，心排出量增加，血压也随之增加，这种清晨血压上升的现象称为血压晨峰（morning blood pressure surge，MBPS）。

53. 什么是晨峰高血压？如何定义?

起床后2小时内的收缩压平均值减去夜间睡眠时收缩压最低值（包括最低值在内1小时的平均值）≥35mmHg为晨峰高血压。

54. 晨峰高血压有哪些危害?

高血压患者具有阻力小动脉重构（壁/腔比例增加）和血管收缩反应性增强的特点。在此基础上，清晨交感神经系统的即刻激活引起外周血管阻力进一步升高，因此大多数高血压患者出现血压晨峰增高。病理生理学及流行病学研究显示，血压晨峰与清晨急性心血管事件的高发病率密切相关。清晨血液黏滞度最高，常存在高凝状态和低纤溶状态，易诱发血栓形成，而清晨交感神经的即刻激活又引起周围血管阻力迅速升高，增加血管壁的剪切力，加剧血管内皮功能损伤，触发血管收缩和痉挛，增加不稳定斑块破裂的风险。此外，其他心血管事件的危险指标，如心率、纤维蛋白溶解作用的活性、血小板凝聚能力、血液循环中儿茶酚胺水平的改变，也是血压晨峰与清晨心血管疾病高发病率和死亡率增加的关联因素。

55. “清晨血压”的意义是什么？

通过监测清晨血压来了解清晨血压的控制情况，评估降压治疗的效果。所有高血压患者都应常规进行清晨血压（上午6—9点）的监测与评估。对于高血压易患人群，也应进行清晨血压筛查。

56. 直立性低血压如何诊断与评估？

直立性低血压（postural hypotension，PH）指体位由卧位变换为直立后3分钟内或长时间站立出现血压突然下降，收缩压下降＞20mmHg，或舒张压下降＞10mmHg，而心率保持不变，同时伴有低灌注的症状。

57. 什么是踝臂指数？其意义是什么？

踝臂血压指数（ankle-brachial index，ABI）测定是对下肢动脉狭窄病变实用与公认的节段性血压测量；用相应宽度的压脉带分别测定踝及肱动脉的收缩压计算而得到ABI。

ABI=踝动脉收缩压/肱动脉收缩压，正常值≥1。＜0.9为异常；＜0.5为严重狭窄。

58. 什么叫脉搏波传导速度（PWV）？其有何临床意义？

脉搏波传导速度（pulse wave velocity，PWV）是指心脏将血液搏动性地射入主动脉，主动脉壁产生脉搏压力波，并以一定的速度沿血管壁向外周血管传导。通过测量两个动脉记录部位之间的脉搏波传导时间和距离可以计算出PWV。无创测定PWV需要选择两个在体表能够触摸到的动脉搏动点，如选择颈动脉和股动脉测定颈-股动脉PWV（cfPWV）、肱动脉和踝部动脉测定臂踝PWV（baPWV）、颈动脉和肱动脉测定上臂PWV（cbPWV）、颈动脉和桡动脉测定臂PWV（crPWV）等。

PWV能够很好地反映大动脉僵硬度，是评价主动脉硬度的经典指标。年龄和血压水平是影响PWV的重要因素。但PWV不受反射波影响。cfPWV的正常值为＜9m/s，baPWV的正常参考值为＜14m/s，大于该值提示全身动脉僵硬度升高。尽管已有正常值或正常参考值，但仍需进行更为深入的研究，进一步探讨PWV的临床意义。另外，降压治疗仍是目前已知最为有效地降低PWV的方法。因此，其临床应用仍有一定局限性。

59. 为什么说血压偏低一点更好？

血压指的就是血液对血管壁两侧产生的压力，在保证全身血液供应的情况下，让血压低一些，对动脉血管壁产生的压力小一些，血管壁就不容易被损坏，就不容易产生血管内皮的破坏而最终产生粥样斑块，也就难以发生心肌梗死、脑梗死。

当然，血压太低也不行。血压太低也会导致心脏或大脑缺血，同样有害。

那么，血压维持在多少最好呢？一般来讲，收缩压（即平时所说的高压）在110～130mmHg之间最佳，舒张压（即平时所说的低压）在70～80mmHg最佳。当然，最理想的血压水平因人而异，所以上述标准也不是千篇一律的。比如，一个健康人在没有应用降压药物的情况下，血压低至100/60mmHg，只要没有头晕、眼黑、乏力等低血压症状，这也是很好的，不用有任何顾虑。对于没有高血压的健康人，应该努力将自己血压维持在120/80mmHg以下；对于高血压患者，应该尽量控制在130/80mmHg以下。在保证心脑供血的前提下，血压低一些，血管就会更安全一些，发生心肌梗死、脑梗死的风险就会更低一些。

60. 如何诊断高血压急症和高血压亚急症？

高血压急症是指原发性或继发性高血压患者在某些诱因作用下，血压突然和显著升高（一般＞180/120mmHg），同时伴有进行性心、脑、肾等重要靶器官功能不全的表现。包括高血压脑病、高血压伴颅内出血（脑出血和蛛网膜下腔出血）、脑梗死、心力衰竭、急性冠状动脉综合征（不稳定型心绞痛、急性心肌梗死）、主动脉夹层、嗜铬细胞瘤危象、使用毒品如安非他明、可卡因、迷幻药等、围术期高血压、子痫前期或子痫等。

高血压亚急症是指血压显著升高但不伴急性靶器官损害。患者可以有血压明显升高造成的症状，如头痛、胸闷、鼻出血、烦躁不安等。

血压升高的程度不是区分诊断高血压急症和亚急症的标准，两者唯一的诊断区别是有无新近发生的急性进行性靶器官损害。

61. 如何诊断顽固性高血压？

在改善生活方式基础上应用了可耐受的、足够剂量且合理的3种降压药物（包括一种噻嗪类利尿剂）至少治疗4周后，诊室和诊室外（包括家庭血压或动态血压监测）血压值仍在目标水平之上，或至少需要4种药物才能使血压达标时，称为顽固性高血压。

62. 何谓恶性高血压？

恶性高血压属于高血压急症的一种，是指原发性或继发性高血压患者在某些诱因作用下，血压突然显著升高（一般＞180/120mmHg），同时伴有进行性心、脑、肾等重要靶器官功能不全的表现。患者病情急骤发作，舒张压持续≥130mmHg，并有头痛、视物模糊，眼底出血、渗出和视乳头水肿，肾脏损害突出，持续蛋白尿、血尿与管型尿。

63. 什么是高血压危象？什么是高血压脑病，如何诊断？

高血压危象是指因紧张、疲劳、寒冷、嗜铬细胞瘤发作、突然停服降压药等诱因，小动脉发生强烈痉挛，血压急剧上升，影响重要脏器血液供应而产生危急症状。在高血压早期与晚期均可发生。危象发生时，出现头痛、烦躁、眩晕、恶心呕吐、心悸、气急及视力模糊等严重症状，以及伴有动脉痉挛（椎-基底动脉、颈内动脉、视网膜动脉、冠状动脉等）累及相应的靶器官缺血症状。

高血压脑病是高血压危象的特殊亚型，是指血压急剧升高导致一过性急性脑功能障碍综合征，成人舒张压＞140mmHg，儿童、孕妇或产妇血压＞180/120mmHg可导致发病。诊断要点：根据患者原发性或继发性高血压病史，可有过劳、精神紧张、激动等诱因，血压急剧升高，尤其舒张压升高（＞120mmHg），出现剧烈头痛、呕吐、意识障碍、偏瘫、失语和癫痫发作等一过性神经系统局灶体征，眼底可见高血压性视网膜病变，CT或MRI显示特征性顶枕叶水肿，迅速降压后症状、体征迅速消失，不遗留后遗症。

64. 高血压患者出现哪些症状时要怀疑主动脉夹层？

主动脉夹层是高血压并发症之一，主动脉血管因长期负载过重产生小裂口，当血液从裂口进入主动脉壁，会逐渐将管壁中间的膜撕开、分裂、扩展，最终导致主动脉破裂，患者会在瞬间死亡。大部分患者发病前会感觉胸痛异常、烦躁不安、大汗淋漓、有濒死感，甚至会因疼痛而晕厥；少部分患者发病时毫无预兆，发病两三分钟内猝死，来不及实施抢救。

高血压患者出现以下症状要怀疑主动脉夹层：剧烈胸痛、额部疼痛、颈部疼痛、肩胛放射性疼痛、心率增快、心绞痛、心肌梗死、夹层血肿、头晕、神志模糊、截瘫、腹痛。

（1）突发剧烈疼痛。这是发病开始最常见的症状，可见于90%以上的患者，并具有以下特点：①疼痛强度比其部位更具有特征性：疼痛从一开始即极为剧烈，难以忍受；疼痛性质呈搏动样、撕裂样、刀割样，并常伴有血管迷走神经兴奋表现，如大汗淋漓，恶心呕吐和晕厥等。②疼痛常为持续性：有的患者疼痛自发生后一直持续到死亡，止痛剂如吗啡等难以缓解。

（2）高血压患者因剧痛而有休克外貌、焦虑不安、大汗淋漓、面色苍白、心率加速，但血压常不低或反而升高，有80%～90%以上的远端夹层和部分近端夹层患者有高血压，不少原有高血压患者起病后疼痛使血压更高。低血压常是夹层分离导致心包填塞、胸膜腔或腹膜腔破裂的结果，而当夹层累及头臂血管使肢体动脉损害或闭塞时，则不能准确测定血压而出现假性低血压。

（3）夹层破裂或压迫症状：①心血管系统：a.主动脉瓣反流：主动脉瓣反流是近端主动脉夹层的重要特征之一，可出现主动脉瓣区舒张期杂音，常呈音乐样，沿胸骨左缘更清晰，可随血压高低而呈强弱变化。根据反流程度的不同，主动脉瓣关闭不全的其他外周血管征也可出现，如脉压增宽或水冲脉等。b.脉搏异常：近端夹层者有50%可累及头臂血管，少数远端夹层可累及左锁骨下动脉和股动脉，出现脉搏减弱或消失或两侧强弱不等，或两臂血压出现明显差别，或上、下肢血压差距减小等血管阻塞征象。c.其他心血管受损表现：夹层累及冠状动脉时，可出现心绞痛或心肌梗死；血肿压迫上腔静脉，可出现上腔静脉综合征；夹层血肿破裂到心包腔时，可迅速引起心包积血，导致急性心包填塞而死亡。②神经系统：夹层血肿沿着无名动脉或颈总动脉向上扩展或累及肋间动脉、椎动脉，可出现头昏、神志模糊、肢体麻木、偏瘫、截瘫及昏迷；压迫喉返神经，可出现声嘶；压迫颈交感神经节，可出现霍纳（Horner）综合征等。③消化系统：夹层累及腹主动脉及其分支，患者可出现剧烈腹痛、恶心、呕吐等类似急腹症的表现；夹层血肿压迫食管，则出现吞咽障碍，破入食管可引起大呕血；血肿压迫肠系膜上动脉，可致小肠缺血性坏死而发生便血。④泌尿系统：夹层累及肾动脉，可引起腰痛及血尿，肾脏急性缺血，可引起急性肾衰竭或肾性高血压等。⑤呼吸系统：夹层血肿破入胸腔，可引起胸腔积血，出现胸痛、呼吸困难或咯血等，有时可伴有出血性休克。

65. 高血压患者出现哪些症状时要考虑发生心力衰竭?

高血压性心力衰竭典型的临床症状为呼吸困难、咳嗽、咳痰、恶心、呕吐、心脏跳动的节律和频率不正常等左心衰竭、右心衰竭、全心衰竭表现，也可出现其他症状，如少尿、乏力、倦怠等。可合并心力衰竭、冠心病、慢性肾衰竭、脑血管疾病等并发症。

典型症状：

（1）左心衰竭：①不同程度的呼吸困难：早期可表现为劳力性呼吸困难，肺瘀血时出现端坐呼吸，也可表现为夜间阵发性呼吸困难，患者入睡后因憋气而惊醒。②咳嗽、咳痰、咯血：开始时常发生于夜间，咳白色浆液性泡沫痰，偶见痰中带血丝。急性左心衰竭时可出现粉红色泡沫痰，也可出现大咯血。③尿少：严重左心衰竭导致血流进行性再分配，肾血流减少，因此出现少尿症状。

（2）右心衰竭：①消化道症状：胃肠道瘀血可造成腹胀、食欲不振、恶心、呕吐、消化不良等症状。②水肿症状：长时间站立以及坐位，患者可出现双下肢对称性指凹性水肿，平卧位时水肿症状减轻。③颈静脉症状：患者处于卧位或半卧位时，可出现颈静脉搏动增强、充盈明显等症状。

（3）全心衰竭：右心衰竭继发于左心衰竭而出现全心衰竭的症状，此时阵发性呼吸困难的症状会有所减轻，但往往伴随心脏跳动的节律和频率不正常。

66. 什么是生理盐水输注试验？其原理及方法是什么?

盐水输注试验是对于诊断内分泌系统疾病有重要意义的一项试验。正常情况下，盐水输注后，血钠及血容量增加，大量钠盐进入肾单位远曲小管，可抑制肾小球旁细胞肾素的分泌，从而抑制血管紧张素-醛固酮的分泌，使血中肾素、血管紧张素、醛固酮水平降低。原发性醛固酮增多症患者，特别是肾上腺皮质醛固酮分泌瘤患者，高钠对醛固酮分泌无抑制效应，血浆醛固酮水平不被抑制；特发性醛固酮增多症患者，可出现假阴性反应，即醛固酮分泌受到抑制。

方法：试验前必须卧床休息1小时，4小时内静脉滴注2000mL生理盐水，试验在上午8—9点开始，整个过程需监测血压和心率变化，在输注前及输注后分别采血测血浆肾素活性、血醛固酮、皮质醇及血钾。生理盐水试验后血醛固酮＞10ng/dL时醛固酮增多症诊断明确；如为5～10ng/dL，必须根据患者临床表现、实验室检查及影像学表现综合评价；＜5ng/dL排除醛固酮增多症。

近年文献报道，坐位生理盐水试验较卧位生理盐水试验诊断醛固酮增多症敏感性更高，其诊断敏感性高达96%。由于本试验可引起血容量急剧增加，会诱发高血压危象及心力衰竭，因此对于那些血压难以控制、心功能不全及低钾血症的患者不应进行此项检查。

67. 什么是盐敏感性高血压？

盐敏感性高血压可定义为相对高盐摄入所引起的血压升高。盐的摄入量多少是高血压的一个重要环境因素，但在人群内个体之间对盐负荷或减少盐的摄入呈现不同的血压反应，存在盐敏感性问题。我国高血压人群中约70%是盐敏感性高血压。

盐敏感者表现有一系列涉及血压调节的内分泌及生化代谢异常，故有人把盐敏感性称为高血压的中间遗传表现型。盐敏感者循环血中的肾素活性一般比较低，但所谓非调节型（non-modulating）盐敏感者血浆肾素水平正常或升高。盐敏感者有钠及钙的代谢异常、血循环利钠激素水平的代偿性增高、交感神经系统的调节缺陷、胰岛素抗性增加、血管内皮功能的失调及肾的潴钠倾向等。

盐敏感性高血压患者主要表现为：①盐负荷后血压明显升高，限盐或缩容后血压降低；②血压的昼夜差值缩小、夜间谷变浅，多呈非杓型血压；③血压的应激反应增强；④靶器官损害出现早，如尿微白蛋白排泄量增加，左心室重量相对增大等；⑤血管内皮功能受损，血管僵硬度增加；⑥胰岛素抵抗表现。

68. 为什么高血压患者要重视心率管理？

心率增快本质上反映了交感神经的过度激活，其是交感神经活性的重要标志，交感神经的激活是高血压发生、发展的重要因素。高血压合并慢性心率增快可增加心血管疾病风险。慢性心率增快是高血压患者发生心血管事件的独立危险因素，所以除了关注血压下降，心率应成为高血压患者管理方面的新关注点及治疗靶点。

69. 影响高血压患者预后的因素有哪些？

影响高血压患者预后的因素较多，其中年龄、高血压程度和并发症程度比较重要。

（1）年龄：随着年龄的增加，身体的各种器官功能均有减退，并可能同时合并各种器官的疾病。如在老年期发生高血压的并发症，其所导致的后果就比较严重，患者康复的能力也低于年轻的高血压患者。

（2）高血压程度：一般来说，血压越高预后越差，其中舒张压持续在115mmHg以上的高血压患者预后最差。轻、中度的高血压患者在血压得到满意的控制之后，所能享有的寿命与血压正常的人无明显差别。

（3）并发症程度：高血压合并脑卒中和心肌梗死的患者预后不良，即使得到及时的治疗，也会留下不同程度的后遗症。高血压患者如有左心室肥厚、心脏增大、心电图提示心肌缺血或左心室高电压、左心室功能失代偿、充血性心力衰竭，则预后不良，5年死亡率达40%以上。高血压患者出现视网膜渗出、充血或视乳头水肿提示预后不良。高血压所致的肾功能障碍比较迟才发生，对预后影响较小。

（4）具有高血压合并脑血管及心血管疾病预后不良：有脑血管意外、心血管意外及猝死的家族史者预后不良，出现脑血管意外和心血管意外的概率较高。

（5）顽固性高血压预后不良：发生顽固性高血压的常见原因有：未坚持长期用药、长期嗜酒吸烟、高度肥胖、长期高盐（钠）饮食。原发性疾病无法根治的继发性高血压患者，血压无法得到满意的控制，预后较差。

（包博、杜威、辛彩虹、刘岩）

第四章　高血压的药物治疗

1. 对高血压患者降压治疗的目的是什么?

治疗高血压的最终目的：最大限度地降低高血压患者心、脑、肾、视网膜、血管等靶器官损害，以及减少心脑血管事件的发生率和死亡率。

2. 降压治疗为什么要达标?

对于高血压的治疗来说，降压达标是硬道理，也是高血压患者获益的根本。血压达标并维持达标是降压治疗的主要目的。《中国高血压防治指南（2018年）》指出，大多数高血压患者应根据病情在数周至数月内将血压逐渐降至目标水平。降压达标，尤其是早期达标，可显著改善患者长期预后。早期达标也符合患者期望，有助于提高患者治疗信心，从而提高治疗依从性，避免停药等行为造成的疗效不佳，甚至心脑血管事件的发生。

3. 高血压治疗的原则是什么?

《中国高血压防治指南（2018年）》指出高血压的治疗应遵循以下治疗原则：①必须采取综合治疗措施，不同程度高血压应分别对待。中度以上患者应尽早开始治疗，轻度患者可先用非药物治疗，无效后才用降压药。降压的目的是减少靶器官的损害及降低心脑血管事件。②非药物治疗措施中常用的有控制体重，低钠饮食，戒烟酒，适当体育锻炼，注意劳逸结合，避免精神过度紧张。经一段时间治疗无效，应采用降压药物治疗，使得血压达标。

4. 高血压患者什么时间服药最好?

首先，根据不同的药物，合理的服药时间通常应该是：短效药物每日3次，第一次服药时间应在清晨醒后立即服用，不等到早餐后或更晚，最后一次应在下午7点之前。长效药物每日只服用1次，应清晨醒后立即服用。

其次，合理的服药时间应考虑到人体血压的昼夜生物节律。在正常情况下，清晨醒来时，血压呈现持续上升趋势，上午9—11点达高峰；然后逐渐下降，到下午3—6点再次升高，随着夜幕降临，血压再次降低，入睡后呈持续下降趋势，凌晨2—3点血压最低。

多数轻度高血压患者具有上述昼夜节律变化的特点，夜间血压均值与白天均值相比下降10%，称杓型高血压。有些人这一比值可高达20%，称深杓型或过度杓型高血压，应避免晚间服药。如果夜间血压不降、夜间收缩压均值＞120mmHg和（或）舒张压均值＞70mmHg，称夜间高血压或反杓型高血压。这种现象与心、脑、肾等靶器官损害密切相关，比白天高血压的危害更大。治疗上应尽量选择长效药物，必要时可在晚间或睡前加服1次中、长效药物。为此，必须改变不论具体患者“睡前不宜服降压药”的传统观点。

另外一些人清醒前后血压呈现急剧上升的高峰，称之为血压晨峰或清晨高血压，与心血管患者上午突发事件的高发生率明显相关。这些患者早晨清醒后起床动作宜慢、活动量宜小，逐渐过渡到日常生活、工作，不主张晨练。药物首选长效药物，并在清晨醒后空腹立即服药。

还有，降压药物到底应该饭前服还是饭后服，也是很多患者关心的问题，而且许多药品说明书没有明确标示。在此，按药品的种类简要介绍。

血管紧张素转换酶抑制剂即普利类药物和β受体阻滞剂，通常无论什么时间就餐，足量液体吞服即可，长效药物可早上1次或分2次服用。但空腹服用较饭后服用起效快，对于某些患者（如老年、心力衰竭、糖尿病患者）为了避免空腹服用引起低血压，可与食物同服，以延缓吸收，总的降压效果不受明显影响。但短效药物卡托普利口服吸收受食物影响，有报道空腹服用可吸收60%～75%，餐后服用仅吸收30%～40%，故建议餐前1小时服用。血管紧张素Ⅱ受体阻滞剂即沙坦类，多数不受食物影响，餐前餐后服药均可。钙通道阻滞剂中硝苯地平控释片和氨氯地平不受食物影响，非洛地平缓释片应空腹口服或食用少量清淡饮食后服用，缓释维拉帕米（异搏定）应在进食、喝水或喝牛奶后服用，若在空腹时服用，会影响药物释放量，引起胃部不适。短效的硝苯地平片口服吸收良好，空腹或舌下含服起效更快，一般应在三餐后或血压明显升高时临时口服，避免含服，以免血压下降过快。吲达帕胺（寿比山）建议餐后半小时服用。利尿剂每日用药1次时，应在早上服用，以免夜间小便次数增加，影响休息。利尿剂氢氯噻嗪口服吸收快，但吸收不完全，进食能增加吸收量，可能与药物在胃肠道滞留时间增加有关。

值得注意的是，缓释或控释制剂除缓释维拉帕米可分割成半片服用外，多数应整片吞服，勿咬碎或咀嚼，否则将失去缓释机制。服药期间，不应饮用葡萄柚汁，以免影响药物的生物利用度。

有人主张高血压患者应在家中自备血压计，学会自己测量各种不同时段的血压，以随时掌握血压的变化，在自己的血压达到高峰之前1～2小时服药。但由于影响血压的因素太多，如气候、情绪、体位、饮食、运动、测量误差等，对于那些性格敏感、容易紧张的患者，家庭自测血压可能不合适。因为他们可能由于某次血压测量值偏高或偏低而引起不必要的恐慌，并会因为不停地加减或更换药物而加重血压波动。

总的说来，为了更好地控制高血压，应尽量结合诊室血压、家庭血压及动态血压监测，争取达到以下3个目的：①平稳控制昼夜整体血压水平；②有效抑制清晨时段血压的快速上升；③维持夜间血压的适度下降。

5. 降压药物治疗的对象有哪些？

降压药物治疗的对象是在改善生活方式的基础上，血压仍＞140/90mmHg和（或）目标水平的患者。高危和极高危患者应及时启动降压药物治疗，并对并存的危险因素和合并的临床疾病进行综合治疗；中危患者可观察数周，评估靶器官损害情况，改善生活方式，如血压仍不达标，则应开始药物治疗；低危患者则可进行1～3个月的观察，密切随诊，尽可能进行诊室外血压监测，评估靶器官损害情况，改善生活方式，如血压仍不达标可开始降压药物治疗。

6. 血压超过多少需要服用降压药物？

不同人情况不同，开始药物治疗的时机也不同。《中国高血压防治指南（2018年）》中提道：一般来讲，对于患有冠心病、心力衰竭、脑血管病、肾脏疾病的人来讲，只要血压＞140/90mmHg就应该服用降压药物治疗了。如果是糖尿病患者，血压＞140/90mmHg的时候，可以先尝试改变不健康生活方式，这样做不仅可以降低血压，还有助于降低血糖和血脂。经过几周后如果血压不能得到满意控制（应该降到130/80mmHg以下），就要及时用降压药了。如果患者血压＞160/100mmHg，无论有没有合并其他疾病，都应该在改变不健康生活方式的同时开始服用降压药物。如果血压只是轻度升高，≤160/100mmHg，并且没有上面所说的那些疾病，可以不用着急吃药，先拿出两三个月的时间来改变不健康生活方式，特别是减轻体重。很多人经过这些措施，血压可以降到140/90mmHg以下，就不用服药了；如果两三个月后血压仍不能得到控制，就要开始服药了。

7.《中国高血压临床实践指南（2022年）》中建议降压药物治疗启动时机及控制目标是什么？

《中国高血压临床实践指南（2022年）》建议更早启动药物治疗：血压≥140/90mmHg者立即启动药物治疗；血压≥130/80mmHg且伴临床并发症或靶器官损害或≥3种危险因素者也应启动药物治疗；血压≥140/90mmHg者推荐初始治疗即联合用药，优先选择单片复方制剂（ACEI/ARB+CCB或ACEI/ARB+利尿剂）。

《中国高血压临床实践指南（2022年）》建议血压控制目标：无临床合并症、年龄<65岁者血压控制在130/80mmHg以下；65～79岁的高血压患者，建议血压控制在130/80mmHg；≥80岁者，建议首先将收缩压降至140mmHg以下，如能耐受可降至130mmHg以下。

8. 血压正常后继续服用降压药物，血压会越来越低吗？

血压不会越来越低。任何一种药物的降压幅度都是有限的。血压越高，用药后血压下降的幅度越大，血压正常或接近正常时，药物对血压的影响就较小了。对于多数高血压患者而言，用药几周后血压会逐渐稳定，此时继续服药其血压不会进一步降低，因而不用担心越降越低的问题。若停药的话，血压会再次升高，这对身体是不利的。有的人常常间断服药，血压高了就服用几天，血压降到正常后就停药。这是非常不规范的一种做法，会导致血压忽高忽低、剧烈波动，对心脑血管系统产生更大危害。还有人不测血压、只凭感觉服药，头痛、头晕了就服用几天，没症状了就不服药了，这都是错误且危险的。不仅高血压会头痛、头晕，低血压也会出现这些症状。服用降压药的人一定要经常测量血压，并养成记录的习惯。因此，高血压患者要长期规律性服药，不能服用几天、停几天。血压正常后也不能停药，连续服药不会导致血压越来越低。

9. 降压药物有哪些种类？

常用降压药物包括血管紧张素转换酶抑制剂（ACEI）、血管紧张素Ⅱ受体阻滞剂（ARB）、钙通道阻滞剂（CCB）、利尿剂和β受体阻滞剂5类，以及由上述药物组成的固定配比复方制剂。此外，α受体阻滞剂、血管紧张素受体脑啡肽酶抑制剂（ARNI）也可应用于高血压人群。

10. 降压药物应用的基本原则是什么？

（1）起始剂量：一般患者采用常规剂量；老年人及高龄老年人初始治疗时通常应采用较小的有效治疗剂量。根据需要，可考虑逐渐增加至足剂量。

（2）长效降压药物：优先使用长效降压药物，以有效控制24小时血压，更有效预防心脑血管并发症的发生。如使用中、短效制剂，则需每日2～3次给药，以达到平稳控制血压。

（3）联合治疗：对血压≥160/100mmHg、高于目标血压20/10mmHg的高危患者，或单药治疗未达标的高血压患者应进行联合降压治疗，包括自由联合或单片复方制剂。对血压≥140/90mmHg的患者，也可起始小剂量联合治疗。

（4）个体化治疗：根据患者并发症的不同和药物疗效及耐受性，以及患者个人意愿或长期承受能力，选择适合患者个体的降压药物。

（5）药物经济学：高血压是终身治疗，需要考虑成本/效益。

11.《中国高血压防治指南（2018年）》建议不同临床状态的高血压患者血压控制的目标值是多少？

目前一般主张血压控制目标值＜140/90mmHg。糖尿病、慢性肾脏疾病、心力衰竭或病情稳定的冠心病合并高血压患者，血压控制目标值＜130/80mmHg。对于老年收缩期高血压患者，收缩压控制在150mmHg以下，如果能够耐受可降至140mmHg以下。应尽早将血压降到上述目标血压水平，但并非越快越好。大多数高血压患者，应根据病情在数周至数个月内将血压逐渐降至目标水平。年轻、病程较短的高血压患者，可较快达标。但老年人、病程较长或已有靶器官损害或并发症的患者，降压速度宜适度缓慢。

12. 为什么对高血压患者合并的多重心血管危险因素要协同控制？

各种心血管危险因素之间存在关联，大部分高血压患者合并其他心血管危险因素。降压治疗后尽管血压控制在正常范围，其他危险因素依然对预后产生重要影响，因此降压治疗应同时兼顾其他心血管危险因素控制。降压治疗方案除了必须有效控制血压，还应兼顾对血糖、血脂、尿酸和同型半胱氨酸等多重危险因素的控制。

13. 利尿剂的作用特点是什么？

利尿剂：有噻嗪类、保钾利尿剂和袢利尿剂3类。噻嗪类使用最多，常用的有氢氯噻嗪。降压作用主要通过排钠，减少细胞外容量，降低外周血管阻力。降压起效较平稳、缓慢，持续时间相对较长，作用持久。适用于轻、中度高血压，对单纯收缩期高血压、盐敏感性高血压、合并肥胖或糖尿病、更年期女性、合并心力衰竭和老年人高血压有较强降压效应。噻嗪类利尿剂可增强其他降压药的疗效。主要不良反应是低钾血症和影响血脂、血糖、血尿酸代谢，往往发生在大剂量时，因此推荐使用小剂量。其他还包括乏力、尿量增多等，痛风患者禁用。保钾利尿剂可引起高血钾，不宜与ACEI、ARB类药物合用，肾功能不全者慎用。袢利尿剂主要用于合并肾功能不全的高血压患者。

14. α受体阻滞剂的作用机制及应用适应证是什么？

已知去甲肾上腺素与α受体结合，引起血管平滑肌收缩，导致血压升高。对两种α受体亚型——突触后α_1受体和突触前α_2受体有了认识之后，哌唑嗪被认为具有竞争性突触后α_1受体阻滞的作用，多沙唑嗪和特拉唑嗪具有类似的效应。这些药物选择性阻滞血液循环或中枢神经系统释放的儿茶酚胺与突触后α_1受体相结合，在心排出量没有显著变化的情况下降低了外周阻力，增加肾血流量，产生降压效应。

应用适应证：这类药物与利尿剂、β受体阻滞剂、ACEI、CCB的降压效果相当，种族和年龄对疗效无重要影响。肾衰竭患者使用该类药时降压反应增强，必要时需减量使用。多沙唑嗪、曲马唑嗪较特拉唑嗪脂溶性差，与α受体亲和力只有哌唑嗪的1/2或更少，但作用时间较长，通常可维持24小时持续降压，只需要每日服用1次。临床上怀疑原发性醛固酮增多症的患者行肾素检查前需停用利尿剂4周，停用其他一线降压药2周，停药期间的替代降压药物可选择特拉唑嗪、维拉帕米缓释片。同时，α受体阻滞剂尤其适用于合并高脂血症、糖尿病，以及外周血管病的患者。该类药物可以与利尿剂、β受体阻滞剂、CCB类药物有效地联合使用。该类药物与噻嗪类利尿剂或β受体阻滞剂合用，使降压作用加强而水钠潴留可能减轻。对于难治性高血压，可在已联合应用两种一线抗高血压药物仍不能达到血压目标值时加用此类药物。

15. β受体阻滞剂的作用特点是什么?

β受体阻滞剂：有选择性（β_1）、非选择性（β_1与β_2）和兼有α受体阻滞作用3类。该类药物可通过抑制中枢和周围RAAS，抑制心肌收缩力和减慢心率而发挥降压作用。降压起效较强而且迅速，不同β受体阻滞剂降压作用持续时间不同。适用于不同程度高血压患者，尤其是心率较快的中、青年患者或合并心绞痛和慢性心力衰竭者，对老年高血压疗效相对较差。各种β受体阻滞剂的药理学和药效动力学情况相差较大，临床上治疗高血压宜使用选择性β_1受体阻滞剂或者兼有α受体阻滞作用的β受体阻滞剂，达到能有效减慢心率的最大耐受量。β受体阻滞剂不仅降低静息血压，而且能抑制体力应激和运动状态下血压急剧升高。使用的主要障碍是心动过缓和一些影响生活质量的不良反应，较高剂量治疗时突然停药可导致撤药综合征。虽然糖尿病不是使用β受体阻滞剂的禁忌证，但它能增加胰岛素抵抗，还可能掩盖和延长低血糖反应，使用时应注意。不良反应主要有心动过缓、乏力、四肢发冷。β受体阻滞剂对心肌收缩力、窦房结及房室结功能均有抑制作用，并可增加气道阻力。急性心力衰竭、病态窦房结综合征、房室传导阻滞及哮喘患者禁用。

16. 钙通道阻滞剂的作用特点是什么?

钙通道阻滞剂：根据药物核心分子结构和作用于L型钙通道不同的亚单位，钙通道阻滞剂分为二氢吡啶类和非二氢吡啶类，前者以硝苯地平为代表，后者有维拉帕米和地尔硫䓬。根据药物作用持续时间，钙通道阻滞剂又可分为短效和长效。长效包括：①长半衰期药物，例如氨氯地平、左旋氨氯地平；②脂溶性膜控型药物，例如拉西地平和乐卡地平；③缓释或控释制剂，例如非洛地平缓释片、硝苯地平控释片。降压作用主要通过阻滞电压依赖L型钙通道减少细胞外钙离子进入血管平滑肌细胞内，减弱兴奋-收缩偶联，降低阻力血管的收缩反应。钙通道阻滞剂还能减轻ATⅡ和α_1肾上腺素能受体的缩血管效应，减少肾小管钠重吸收。钙通道阻滞剂降压起效迅速，降压疗效和幅度相对较强，疗效的个体差异性较小，与其他类型降压药物联合治疗能明显增强降压作用。钙通道阻滞剂对血脂、血糖等无明显影响，服药依从性较好。相对于其他降压药物，钙通道阻滞剂还具有以下优势：对老年患者有较好降压疗效，高钠摄入和非甾体类抗炎药物不影响降压疗效，对嗜酒患者也有显著降压作用，可用于合并糖尿病、冠心病或外周血管病患者，长期治疗还具有抗动脉粥样硬化作用。主要缺点是开始治疗时有反射性交感活性增强，引起心率增快、面部潮红、头痛、下肢水肿等，尤其使用短效制剂时。非二氢吡啶类抑制心肌收缩和传导功能，不宜在心力衰竭、窦房结功能低下或心脏传导阻滞患者中应用。

17. 血管紧张素转换酶抑制剂的作用特点是什么？

血管紧张素转换酶抑制剂：降压作用主要通过抑制循环和组织ACE，使ATⅡ生成减少，同时抑制激肽酶使缓激肽降解减少。降压起效缓慢，3～4周时达最大作用，限制钠盐摄入或联合使用利尿剂可使起效迅速和作用增强。ACEI具有改善胰岛素抵抗和减少尿蛋白作用，对合并肥胖、糖尿病和心脏、肾脏靶器官受损的高血压患者具有较好的疗效，特别适用于伴有心力衰竭、心肌梗死、心房颤动、蛋白尿、糖耐量减退或糖尿病肾病的高血压患者。不良反应主要是刺激性干咳和血管性水肿。干咳发生率为10%～20%，可能与体内缓激肽增多有关，停用后可消失。对于妊娠期妇女、双侧肾动脉狭窄、高钾血症（＞6.0mmol/L）和血管神经性水肿等患者应禁用；对于血肌酐水平显著升高（＞265μmol/L）、高钾血症（＞5.5～6mmol/L）、有症状的低血压（收缩压＜90mmHg）和左室流出道梗阻等患者应慎用。

18. 血管紧张素Ⅱ受体阻滞剂的作用特点是什么？

血管紧张素Ⅱ受体阻滞剂：降压作用主要通过阻滞组织ATⅡ受体亚型AT1，更充分有效地阻断ATⅡ的血管收缩、水钠潴留与重构作用。近年来的研究表明，阻滞AT1负反馈引起ATⅡ增加，可激活另一受体亚型AT2，能进一步拮抗AT1的生物学效应。降压作用起效缓慢，但持久而平稳。低盐饮食或与利尿剂联合使用能明显增强疗效。多数ARB随剂量增大，降压作用增强，治疗剂量窗较宽。最大的特点是直接与药物有关的不良反应较少，一般不引起刺激性干咳，持续治疗依从性高。治疗对象和禁忌证与ACEI相同。

19. 除了五大类降压药物外，在降压药物发展历史中还有哪些药物？

除上述五大类主要的降压药物外，在降压药发展历史中还有一些药物，包括交感神经抑制剂，例如利血平（reserpine）、可乐定（clonidine）；直接血管扩张剂，例如肼屈嗪（hydrazine）；α_1受体阻滞剂，例如哌唑嗪（prazosin）、特拉唑嗪（terazosin）、多沙唑嗪（doxazosin），曾多年用于临床并有一定的降压疗效，但因副作用较多，目前不主张单独使用，但可用于复方制剂或联合治疗。

20. 常用的利尿剂有哪些？其药理学特征有哪些区别？

利尿剂分为噻嗪类利尿剂（噻嗪型和噻嗪样利尿剂）、保钾利尿剂（阿米洛利、氨苯蝶啶）、醛固酮受体拮抗剂（螺内酯、依普利酮）、髓袢利尿剂（呋塞米、托拉塞米、布美他尼）（表4-1）。

表4-1　利尿剂的种类及药理学特征

利尿剂	对碳酸酐酶的相对抑制作用	口服生物利用度（%）	分布容积（L/kg）	清除途径	持续时间（h）	清除半衰期（h）
噻嗪型						
氢氯噻嗪	+	60~70	2.5	95%肾脏	12~18	9 ~ 10
苄氟噻嗪	–	90	1.0~1.5	30%肾脏	12~18	9
噻嗪样						
氯噻酮	+++	65	3~13	65%肾脏	48~72	50~60
吲达帕胺	++	93	25	肝脏代谢	24	24

21. 常见的β受体阻滞剂有哪些？其药理学特征有哪些区别？（表4-2）

表4-2　β受体阻滞剂的种类及药理学特征

药物	β_1-选择性	内源性拟交感活性	α-阻断	脂溶性	每日常用剂量
选择性					
醋丁洛尔（acebutolol）	+	+	–	+	200~1200mg
阿替洛尔（atenolol）	++	–	–	–	20~100mg

续表

药物	β_1-选择性	内源性拟交感活性	α-阻断	脂溶性	每日常用剂量
倍他洛尔（betaxolol）	++	−	−	−	
比索洛尔（bisoprolol）	+++	−	−	+	2.5~20mg
奈比洛尔（nebivolol）	++	−	−	++	5~10mg
美托洛尔（metoprolol）	++	−	−	++	50~200mg
艾司洛尔（esmolol）	++	−	−	−	25~300μg/（kg·min）iv
兼扩张血管					
拉贝洛尔（labetalol）	−	−	+	++	200~1200mg
卡维地洛（carvedilol）	−	−	+	+	12.5~50mg
阿罗洛尔（arotinolol）	−	−	++	−	10 ~ 30mg
非选择性					
纳多洛尔（nadolol）	−	−	−	−	20~240mg
喷布洛尔（penbutolol）	−	+	−	+++	10~20mg
吲哚洛尔（pindolol）	−	+++	−	++	10~60mg
普萘洛尔（propranolol）	−	−	−	+++	40~240mg
噻吗洛尔（timolol）	−	−	−	++	10~40mg

22. 常用的钙通道阻滞剂有哪些？其药理学特征有哪些区别？（表4-3）

表4-3 钙通道拮阻滞剂的种类及药理学特征

药物	制剂和剂量	达峰效应时间（h）	消除半衰期（h）
氨氯地平（amoldipine）	片剂；2.5 ~ 10mg	6~12	30~50
地尔硫䓬（diltiazem）	短效普通片剂、缓释片剂；剂量不一	0.5 ~ 1.5	2~5
	持续释放片剂；180~480mg	6~11	5~7
非洛地平（felodipine）	持续释放片剂；2.5~10mg	2.5~5	11 ~ 16
依拉地平（isradipine）	片剂；2.5 ~ 10mg	1.5	8~12
尼卡地平（nicardipine）	短效普通片剂；20 ~ 40mg	0.5 ~ 2.0	8
	持续释放片剂；60 ~ 120mg	?	8
硝苯地平（nifedipine)	短效普通胶囊；剂量不一	0.5	2
	持续释放片剂；30~120mg	6	7
尼索地平（nisoldipine）	持续释放片剂；20 ~ 40mg	6~12	7~12
	短效普通片剂；剂量多样	0.5 ~ 1.0	4.5~12
维拉帕米（verapamil）	持续释放片剂；120~480ng	4~6	4.5~12

23. 常用的血管紧张素转换酶抑制剂有哪些？其药理学特征有哪些区别？（表4–4）

表4–4　血管紧张素转换酶抑制剂的种类及药理学特征

药物	商品名	与锌离子结合	前体药物	清除途径	作用持续时间（h）	剂量范围（mg）
贝那普利（benazepril）	Lotensin	羧基	是	肾	24	5~40
卡托普利（captopril）	Capoten	巯基	否	肾	6~12	25~150
依那普利（enalapril）	Vasotec	羧基	是	肾	18 ~ 24	5~40
福辛普利（fosinopril）	Monopril	磷酰基	是	肾—肝	24	10~40
赖若普利（lisinopril）	Prinivil, Zestril	羧基	否	肾	12~18	5~40
莫昔普利（poexipril）	Univasc	羧基	是	肾	24	7.5 ~ 30
培哚普利（perindopril）	Aceon	羧基	是	肾	24	4~16
喹那普利（quinapril）	Accupril	羧基	是	肾	24	5~80
雷米普利（ramipril）	Altase	羧基	是	肾	24	1.25 ~ 20
群多普利（trandolapril）	Mavik	羧基	是	肾	24+	1 ~ 8

24. 常用的血管紧张素Ⅱ受体阻滞剂有哪些？其药理学特征有哪些区别？（表4–5）

表4–5　血管紧张素Ⅱ受体阻滞剂的种类及药理学特征

药物	商品名	半衰期（h）	活性代谢产物	每日剂量
坎地沙坦酯（candesartan）	Atzcand	9 ~ 13	是	8 ~ 32mg，1次
依普沙坦（eprosartan）	Epro	5 ~ 7	否	400 ~ 800mg，1次
厄贝沙坦（irbesartan）	Aprovel	11~15	否	150 ~ 300mg，1次
氯沙坦（losartan）	Cozaar	2（6 ~ 9）	是	50~100mg，1次
奥美沙坦酯（olmesartan)	Benicar	13	是	20 ~ 40mg，1次
替米沙坦（telmisartan）	Micardis	24	否	40 ~ 80mg，1次
缬沙坦（valsartan）	Diovan	9	否	80 ~ 320mg，1次
阿齐沙坦酯（azilsartan)	Edarbi	11	是	40 ~ 80mg，1次
他索沙坦（tasosartan）	Verdia	6.6	是	50 ~ 200mg，1次

25. 如何根据患者具体情况个体化选择降压药物？

可根据患者升压机制来恰当选择药物。年轻人交感神经兴奋，属于高动力型，可重用β受体阻滞剂及ARB类药物；老年人动脉硬化明显且多心率减慢，可重用CCB类药物及ACEI类药物；高肾素型患者多表现为交感神经及RAAS系统激活，可重用β受体阻滞剂及ACEI/ARB类药物；低肾素型患者大多肾素水平不高，可重用噻嗪类利尿剂及CCB类药物；盐敏感患者大多存在水钠潴留，可重用噻嗪类利尿剂及CCB类药物。

26. 如何根据血压水平合理选择用药？（表4-6）

表4-6 根据血压水平选择用药表

血压水平	药物数量	选用药物	注意事项
1级高血压	1	CCB、ACEI或β受体阻滞剂	禁用利血平
2级高血压	2	CCB和ACEI	多选两种药物
3级高血压	2或3	CCB+ACEI或噻嗪类利尿剂、β受体阻滞剂、α受体阻滞剂	无效者增加药物品种和剂量

27. 如何根据靶器官损害的临床类型选择用药？（表4-7）

表4-7 根据靶器官损害选择用药表

危险因素	选用药物	注意事项
高血压脑血管病型	CCB、ACEI或ARB	作用温和、无直立性低血压
高血压冠心病型	β受体阻滞剂、CCB、ACEI	降压勿过快、过度，勿选用加快心率的药物
高血压心力衰竭型	ACEI、噻嗪类利尿剂、α受体阻滞剂	勿使用负性肌力药
高血压左室肥厚型	CCB、ACEI、β受体阻滞剂	禁用肼苯哒嗪和长压宁
高血压肾功损害型	呋塞米、CCB、ARB	禁用噻嗪类利尿剂和保钾利尿剂，慎用ACEI
高血压伴糖尿病型	ACEI、ARB、CCB、α受体阻滞剂	不宜长期使用利尿剂和β受体阻滞剂

28. 高血压合并代谢异常时，如何选择用药？

推荐ACEI和ARB类药物作为一线用药，尤适用于合并糖尿病、肥胖或代谢综合征的患者；《中国高血压防治指南（2018年）》对于高血压合并代谢综合征的患者继续强调了ACEI或ARB为基础联用CCB和保钾利尿剂的降压方案；慎用噻嗪类利尿剂和β受体阻滞剂。此外，肥胖或代谢综合征的高血压患者常有交感神经系统激活，可应用有α受体、β受体双重阻断作用的β受体阻滞剂，如卡维地洛、阿罗洛尔等。

29. 高血压合并糖尿病时，用药特点有哪些？

（1）RAAS抑制剂：国内外指南推荐糖尿病患者降压首选RAAS抑制剂，主要包括ACEI、ARB和醛固酮拮抗剂及肾素抑制剂。当高血压及糖尿病同时存在时，交感神经和RAAS两大系统相互激活，其激活程度可能高于各自单独存在的状况。因此，ACEI和ARB是有效的降压药物，适用于高血压合并糖尿病患者，并具有良好的肾脏保护作用。

（2）醛固酮受体拮抗剂：醛固酮是肾上腺皮质球状带分泌的盐皮质激素，调节肾小管潴钠排钾、增加细胞外液容量；还参与炎症、氧化应激、胶原沉淀和内皮细胞损伤等多种病理反应，导致多个器官纤维化及结构重塑。当血浆醛固酮水平增高时刺激心脏、肾脏、全身血管，影响代谢，产生独立于高血压的靶器官损害。醛固酮同样也参与了糖尿病肾病的损伤，且不依赖于血管紧张素Ⅰ的作用。近年来，醛固酮受体拮抗剂——螺内酯（安体舒通）和依普利酮，已用于糖尿病肾病和蛋白尿的治疗。

（3）钙通道阻滞剂：钙通道阻滞剂（CCB）对高血压患者的糖代谢不会带来不利影响。中年肥胖且有代谢综合征的高血压患者交感神经激活、心率较快时，β体阻滞剂与二氢吡啶类CCB联合应用可供选择。对舒张压相对较高者，还可选择CCB与α受体阻滞剂、β受体阻滞剂合用。

（4）β受体阻滞剂和α受体阻滞剂、β受体阻滞剂：鉴于循证医学发现阿替洛尔引起糖、脂代谢紊乱，使新发糖尿病增加，多国指南推荐了第三代β受体阻滞剂，包括α受体阻滞剂、β受体阻滞剂，如卡维地洛、阿罗洛尔和拉贝洛尔等。

（5）噻嗪类利尿剂：噻嗪类利尿剂分为噻嗪型和噻嗪样两大类。临床实践证实长期、较大量服用噻嗪类利尿剂会引起糖、脂代谢异常，尤其与β受体阻滞剂合用更易引起新发糖尿病。目前认为，吲达帕胺普通片（丸）2.5mg/d和缓释片（丸）1.5mg/d应用，不会导致糖、脂代谢异常的不良反应。缓释片1.5mg导致低血钾的副作用更少，同时还有减少蛋白尿的作用。吲达帕胺和RAAS抑制剂合用更适用于高血压合并糖尿病患者。噻嗪样利尿剂是一种值得推荐的高血压合并糖尿病的噻嗪类利尿降压药。

（6）α受体阻滞剂：目前认为，α受体阻滞剂能改善胰岛素敏感性，并具有不影响糖、脂代谢，甚至可改善糖脂代谢等优势，在高血压合并糖尿病的患者中具有应用价值。目前常用的α受体阻滞剂是哌唑嗪、特拉唑嗪、多沙唑嗪等。

30. 原发性醛固酮增多症的药物治疗方案有哪些？

（1）一线用药为盐皮质激素受体拮抗剂，推荐首选螺内酯。也可选用依普利酮。开始时应采用小剂量，每日12.5～25mg，按需缓慢逐渐增加，以探索最小有效剂量。最高剂量限于100mg/d，必要时联用其他类型降压药物。

（2）依普利酮为一种新型的无抗雄激素和孕激素作用的选择性醛固酮受体拮抗剂，相对于螺内酯，使用此药可以减少内分泌系统不良反应。依普利酮的起始剂量为25mg/d，美国FDA批准用于治疗高血压的最大剂量为100mg/d。

（3）对螺内酯不耐受的患者可选择阿米洛利，初始剂量为10～20mg/24h，必要时可给予40mg/24h，分次口服。

（4）钙通道阻滞剂。

（5）血管紧张素转换酶抑制剂及血管紧张素受体阻滞剂。

（6）糖皮质激素可治疗醛固酮增多症，可选用小剂量地塞米松。

31. 皮质醇增多症时如何药物治疗？

皮质醇增多症又称库欣综合征，相关高血压起始治疗首选ACEI或ARB类降压药物，如果血压仍高于130/80mmHg，则根据疾病的严重程度和有无合并低钾血症，可选择与盐皮质激素受体拮抗剂或CCB联合；如果血压仍高于130/80mmHg，可在此基础上加用α受体阻滞剂或硝酸酯制剂，滴定剂量后血压仍不能达标，可再谨慎选用β受体阻滞剂和利尿剂。

32. 嗜铬细胞瘤手术治疗前如何药物治疗？

手术前药物准备：术前均应首先服用α受体阻滞剂，临床上常用的药物如下：

（1）α肾上腺素受体阻滞剂

①酚妥拉明：是短效、非选择性α受体阻滞剂，作用迅速，半衰期短，需反复多次静脉注射或持续静脉滴注，不适用于长期治疗。

②酚苄明：是非选择性α受体阻滞剂，但对α_1受体的作用较α_2受体强，口服后吸收缓慢，半衰期为12小时，作用时间长，用于手术前准备。患者可从小剂量开始服药。

③哌唑嗪、特拉唑嗪、多沙唑嗪：均为选择性突触后α_1受体阻滞剂，服用首次剂量后可发生严重的直立性低血压，因此应嘱患者卧床休息，避免摔倒或睡前

服用。

④乌拉地尔：是非选择性α受体阻滞剂，可阻滞突触后α_1受体和外周α_2受体，激活中枢5-羟色胺1A受体而降低延髓心血管调节中枢的交感反馈作用，在降压时对心率无明显影响。

（2）β肾上腺素受体阻滞剂

①普萘洛尔：为非选择性β肾上腺素类受体阻滞剂；阿替洛尔和美托洛尔为选择性β_1肾上腺素受体阻滞剂。

②艾司洛尔：为短效的选择性β_1肾上腺素受体阻滞剂。半衰期短，作用快而短暂，可静脉滴注，能迅速减慢心率。

③儿茶酚胺合成抑制剂：α甲基对位酪氨酸是酪氨酸羟化酶竞争性抑制剂，可透过血脑屏障，减少外周及大脑中CA合成，与α受体阻滞剂短期联合使用以控制血压。

④CCB：适用于伴有冠心病或CA心肌病的嗜铬细胞瘤患者，可与α受体阻滞剂、β受体阻滞剂联合用药进行长期治疗。

⑤ACEI：可选择作为术前联合降压。

⑥硝普钠：是强有力的血管扩张剂，用于嗜铬细胞瘤患者高血压危象发作或手术中血压持续升高者，用药期间要严密监测血压及氰化物的血药浓度。

以上药物的用药原则：

（1）必须先用α受体阻滞剂，绝对不能先用β受体阻滞剂。

（2）当服用α受体阻滞剂降低血压后，出现持续性心动过速（>120次/分钟）或室上性快速型心律失常时，或伴有儿茶酚胺心肌病时可加用β受体阻滞剂，以减慢心率，降低血压。

（3）用α受体阻滞剂、β受体阻滞剂治疗时，用药剂量和时间应达到部分阻断α受体及β受体的作用。

33. 高血压合并血脂异常时如何选择用药？

高血压与血脂异常是目前公认的两大可控制的心血管疾病的重要危险因素，这两大危险因素常合并存在，不仅有家族聚集性，而且还常同时存在于同一个体，显著影响心脑血管疾病的发病率和死亡率。因此，对于高血压患者不仅要着眼于积极降压治疗，还应积极纠正血脂异常，降低由此导致的心血管疾病的致残率和死亡率。

目前诸多研究表明，降压药物对脂代谢的影响为高血压患者较血压正常者血清胆固醇水平升高。因此，高血压合并血脂异常时使用降压药物要考虑药物对脂代谢的影响。对高血压合并血脂异常患者的降压治疗最好首选对控制血脂水平有益或呈中性影响的降压药物，如钙通道阻滞剂、血管紧张素转化酶抑制剂或血管紧张素受体阻滞剂。大剂量的利尿剂或β受体阻滞剂有升高血清TG和TC、LDL-C的作用，使用期间需注意复查血脂，必要时调整降脂药物。

总之，高血压合并血脂异常使发生动脉粥样硬化性心血管疾病风险增加，积极有效地降压和调脂治疗，无疑可以显著降低心血管事件的发生率、心血管病死率和总死亡率。虽然某些降压药物对血脂水平有不良影响，但降压治疗降低心血管疾病的风险主要来源于血压的降低。因此，若能合理选择降压药物和合理调整药物剂量，同样可使高血压合并血脂异常患者从降压治疗中获益。

34. 高血压合并慢性肾病时如何选择用药?

高血压合并CKD的发生涉及容量负荷过重、RAAS激活、血管内皮功能障碍、交感神经系统兴奋等多个发病机制，因此高血压合并CKD通常需要两种或两种以上的降压药物联合应用。目前CCB、ACEI和ARB、β受体阻滞剂、利尿剂等是临床治疗高血压合并CKD的主要药物。临床可搭配使用作用机制不同、具有互补性的药物，也可使用剂量固定的复方制剂。ACEI或ARB与CCB联合的合理性和有效性得到充分的循证医学证据支持，是各国高血压指南推荐的优化联合方案之一，推荐作为首选联合方案。CCB可直接扩张动脉，并可反射性地引起RAAS激活增加，ACEI或ARB可抑制二氢吡啶类CCB引起的RAAS激活和下肢水肿等不良反应。两者优化联合降压效果增强，不良反应减少。在延缓CKD进展方面，ACEI（贝那普利）联用CCB（氨氯地平）优于ACEI联用利尿剂（氢氯噻嗪）。

ACEI或ARB联合利尿剂有利于控制血压和减少不良反应。ACEI或ARB可抑制噻嗪类利尿剂所致的RAAS激活和低血钾等不良反应，利尿剂可减少ACEI或ARB扩血管时由于肾脏压力改变而引起的水钠潴留，增强ACEI或ARB疗效。总之，高血压合并CKD常难以控制，合理选择、合理联合使用不同类型的降压药物对于提高血压达标率，最小化不良反应，保护心、脑、肾等重要靶器官功能至关重要。正规、合理的血压控制不仅可以有效地保护靶器官功能，还能降低心血管事件的发生率及死亡风险，使患者最终获益。

35. 肾血管性高血压如何选择用药?

药物降压是肾血管性高血压（RVH）的基础治疗，CCB是安全有效药物，ACEI

或ARB是最有针对性的药物，但慎用于单功能肾或双侧肾动脉狭窄。

36. 肾血管性高血压的治疗应关注哪些方面？

肾血管性高血压（RVH）主要由于肾动脉狭窄（RAS）引起肾脏的血流减少，进而激活血管活性因子，导致继发性血压升高。RVH是继发性高血压的常见类型之一，占继发性高血压的5.8%，高血压人群的1%～2%，是引起顽固性高血压、缺血性肾病的常见病因。因此如何管理和治疗RVH是一项非常重要的临床问题。

第一，应当针对RVH的病因进行个体化治疗。RVH常见的病因有动脉粥样硬化性肾动脉狭窄和纤维肌性发育不良。无论哪种原因导致的RVH，第一步均应该采用最佳的、合理的药物治疗，包括ACEI/ARB联合CCB、利尿剂和其他种类降压药物。若血压仍控制不佳，对于较年轻的纤维肌性发育不良患者，单纯进行经皮肾动脉血管成形术（PTCA）来尝试肾动脉血运重建可能会减少对现行药物治疗的需求，同时风险很低。对于年龄较大的粥样硬化性肾动脉狭窄患者，血运重建通常需要植入支架才能产生疗效。此外，因为动脉粥样硬化性疾病是一种全身性疾病，故RVH患者也应常规用他汀治疗和改善生活方式。

第二，重视血流动力学评估。现有的RVH诊断多数是基于影像学检查，而无血流动力学评估。许多RVH病变仅对血流动力学产生较小的影响，临床上可无症状，直至进展到出现血流动力学影响才出现加压机制激活和（或）引发炎症或缺血性损伤。评估肾动脉血流动力学的指标包括血流储备分数（FFR），造影过程中结合FFR能够较好地评估肾动脉血流动力学情况。对于无血流动力学影响或血流动力学影响小的患者服用合理药物治疗或许是最佳治疗手段。

第三，注意评估肾功能损伤程度。长期RVH会导致肾功能受损，进一步加剧血压进展。此类患者预后较差，心血管危险性增加。对于此类患者，一经诊断要在合理使用降压药物、生活方式干预、血脂管理、危险因素控制等基础上，尽早考虑血运重建。此外，对于肾功能不全的RVH进行血运重建，应该尽可能减少对比剂的使用，使用等渗造影剂，并且在术前、术后应该强化水化治疗。

总之，RVH的治疗应该重视血流动力学评估，强调针对病因个体化治疗，充分评估患者的风险及预后，综合对RVH进行管理。

37. 高血压合并外周动脉疾病（PAD）时如何降压治疗？

《ACCF/AHA外周动脉疾病患者管理指南（2013年）》推荐对于存在下肢动脉

疾病的高血压患者，受体阻滞剂并非降压治疗的禁忌证（推荐等级Ⅰ，证据等级A），但β受体阻滞剂为PAD患者的一线降压药物，除非有其他存在的强适应证。血管紧张素转换酶抑制剂是高血压合并PAD患者的理想降压药物。它用于治疗症状性下肢动脉狭窄患者是合理的，从而降低心血管事件（推荐等级Ⅱa，证据等级B）。血管紧张素转换酶抑制剂可考虑用于治疗无症状性下肢动脉狭窄患者，从而降低心血管事件（推荐等级Ⅱa，证据等级C）。

《ESH/ESC高血压管理指南（2013年）》推荐对于存在颈动脉粥样硬化的高血压患者，钙通道阻滞剂和血管紧张素转换酶抑制剂应该比利尿剂和β受体阻滞剂优先考虑用来延缓颈动脉粥样硬化的进展（推荐等级Ⅱa，证据等级B）。

38. 高血压合并脑卒中时血压如何管理?

脑血管病是我国人口致残的主要原因之一，也是导致死亡的“头号杀手”。目前中国的脑血管病死亡人数几乎相当于全部发达国家的脑血管病的死亡人口总数，这其中包括了高血压脑出血及高血压脑梗死患者。无论是脑出血还是脑梗死，高血压均是最重要的危险因素之一。70%以上的脑血管病患者是高血压造成的，因此，对高血压患者给予科学管理对预防脑血管病有着非常重要的现实意义。

然而，由于其特殊的病理生理机制与临床特点，脑卒中急性期的降压治疗应更为谨慎。急性脑卒中时，尤其是发病1周以内，血浆皮质醇和儿茶酚胺水平明显升高，患者出现颅内压增高、脑缺氧、疼痛及精神紧张等，此时机体本身产生一系列生理反应与调整，可引起反射性血压升高。如果在这一阶段过多地降低血压，有可能加重脑组织缺血、缺氧，不利于病情恢复甚至引起更为严重的后果。因此，除非血压严重升高（>180/110mmHg），应暂时停用降压药物。一般认为，急性脑梗死发病1周以内时，血压维持在（160~180）/（90~110）mmHg最为适宜。如血压严重升高，则应选用一些作用较弱的降压药物，使血压平稳缓慢地降低。

与缺血性脑卒中相比，出血性脑卒中的降压治疗更为复杂：血压过高会导致再次出血或活动性出血，血压过低又会加重脑缺血。对这类患者，现认为将血压维持在脑出血前水平或略高更为稳妥。血压过高时，可在降低颅内压的前提下慎重选用一些作用较为平和的降压药物，使血压平稳缓慢地降低。一般2小时内平均动脉压下降≤25%。血压降低过快、过多均可能会对病情造成不利影响。急性脑出血时血压降压目标160/90mmHg为参考值。无论脑出血还是脑梗死，一旦病情恢复稳定，均应逐步恢复降压治疗，并将血压控制在140/90mmHg以下。

39. 高血压合并心力衰竭时如何选择用药？

心力衰竭的药物治疗策略发生了根本转变，从过去增加心肌收缩力为主的治疗模式，转变为目前以改善神经激素异常、阻止心肌重塑为主的生物学治疗模式，即从短期血流动力学/药理学措施转为长期的、修复性的策略。慢性心力衰竭的治疗目标不仅是改善症状、提高生活质量，更重要的是针对心肌重塑的机制，防止和延缓其发展，从而降低心力衰竭的死亡率和住院率。治疗药物已从过去的强心、利尿和扩血管转变为以利尿剂、肾素-血管紧张素-醛固酮系统（RAAS）抑制剂和β受体阻滞剂为主，辅以洋地黄制剂的综合治疗。心力衰竭的常规治疗包括联合使用三大类药物，即利尿剂、RAAS抑制剂（ACEI、ARB、ANRI和醛固酮受体拮抗剂）及β受体阻滞剂。地高辛是第四类可以联用的药物，可以进一步改善症状、控制心房颤动的心室率等。其中，联合ACEI（或ARB或ANRI）、β受体阻滞剂及醛固酮受体拮抗剂的治疗称为“钻石三角”，均为生物学治疗，旨在改善左心衰竭患者左心室重构及预后，改善生活质量和降低死亡率。各国指南尚不推荐3种RAAS抑制剂常规同时使用，因其有可能进一步增加肾功能异常和高钾血症的发生率。

40. 高血压合并心房颤动的治疗目标有哪些？

心房颤动治疗有3个目标：

（1）转复并维持窦律：包括药物复律、电复律和药物维持窦律；必要时可采用非药物措施，如外科手术或射频消融、冷冻球囊消融、植入起搏器（具有抗心房颤动功能）或心房复律除颤器等。

（2）控制心室率：包括抗心律失常药物和射频消融阻断房室结后植入起搏器。

（3）预防血栓栓塞：包括抗凝和抗血小板制剂的使用。

41. 高血压合并心房颤动时如何进行心率控制治疗？（表4–8）

表4–8　心率控制标准表

推荐	推荐等级	证据等级
对于EF≥40%的心房颤动患者，心率控制推荐使用β受体阻滞剂、地高辛、地尔硫䓬或维拉帕米	Ⅰ	B
对于EF＜40%的心房颤动患者，心率控制推荐使用β受体阻滞剂和（或）地高辛	Ⅰ	B
如果单药治疗不能达到心率控制的目标，可考虑联合药物治疗	Ⅱa	C

续表

推荐	推荐等级	证据等级
对于血流动力学不稳定或严重LVEF降低的患者，胺碘酮用于急性心率控制可能是合理的	Ⅱb	B
对于永久性心房颤动的患者（无复律计划），不应常规使用抗心律失常药物用于心率控制	Ⅲ	A
静息状态下心率＜110次/分钟可以作为心率控制的起始靶目标	Ⅱa	B
对于合并预激或者妊娠的患者，节律控制优于心率控制	Ⅱa	C
如果患者对心率或节律控制药物无效或者不能耐受，应该考虑行房室结消融，但患者以后需依赖起搏器	Ⅱa	B

42. 高血压合并心房颤动的抗栓治疗原则是什么？有哪些药物？

高血压合并心房颤动时，抗栓治疗的重要意义不言而喻。我国和欧美心房颤动管理指南目前均推荐CHA2DS2-VASC积分系统评估脑卒中风险，根据风险分层给予适合的抗栓治疗方案。这个积分系统在CHADS2积分基础上将年龄≥75岁由1分改为了2分，增加了血管疾病、年龄65～74岁、性别（女性）3个危险因素，最高积分为9分。CHA2DS2-VASC积分≥2分的患者需服用抗凝药物；CHA2DS2-VASC积分为1分者，服华法林或阿司匹林均可，但优先推荐华法林。无危险因素，即CHA2DS2-VASC积分为0分者，可服用阿司匹林或不进行抗栓治疗，不抗栓治疗优先。

目前抗凝药物包括华法林、因子Ⅱa抑制剂（达比加群）、因子Ⅹa抑制剂（利伐沙班、阿哌沙班和艾多沙班）。

43. 老年高血压如何科学治疗？

我国流行病学调查显示，60岁以上人群高血压患病率为49%。老年人容易合并多种临床疾病，并发症较多，其高血压的特点是收缩压增高、舒张压下降，脉压增大，血压波动性大，容易出现直立性低血压及餐后低血压；血压昼夜节律异常、白大衣性高血压和假性高血压相对常见。老年高血压患者的血压应降至150/90mmHg以下，如能耐受可降至140/90mmHg以下。对于80岁以上高龄老年人降压的目标值为＜150/90mmHg。老年高血压降压治疗应强调收缩压达标，同时应避免过度降低血压，在能耐受降压治疗的前提下逐步降压达标，应避免过快降压。CCB、ACEI、ARB、利尿剂或β受体阻滞剂都可以考虑选用。

44. 儿童与青少年高血压如何科学治疗?

儿童与青少年高血压患者应首先做继发性高血压筛查，大多数儿童与青少年高血压为原发性高血压，表现为轻、中度血压升高，通常没有明显的临床症状，与肥胖密切相关。近一半儿童与青少年高血压患者可发展为成人高血压，左心室肥厚是最常见的靶器官受累。儿童与青少年血压明显升高者多为继发性高血压，肾性高血压是首位病因。目前国际上统一采用不同年龄性别血压的90百分位、95百分位和99百分位数作为诊断“正常高值血压”、“高血压”和“严重高血压”的标准。未合并靶器官损害的儿童与青少年高血压应将血压降至95百分位数以下；合并肾脏疾病、糖尿病或出现高血压靶器官损害时，应将血压降至90百分位数以下。绝大多数儿童与青少年高血压患者通过非药物治疗即可达到血压控制目标。但如果生活方式治疗无效，出现高血压临床症状、靶器官损害、合并糖尿病、继发性高血压等情况应考虑药物治疗。ACEI或ARB和CCB在标准治疗剂量下较少发生不良反应，通常作为首选的儿科抗高血压药物；利尿剂通常作为二线抗高血压药物或与其他类型药物联合使用；其他种类药物如α受体阻滞剂和β受体阻滞剂，因为不良反应的限制，多用于儿童与青少年严重高血压患者的联合用药。

45. 妊娠高血压如何选择降压药物?

妊娠高血压分为妊娠期高血压、子痫前期/子痫、妊娠合并慢性高血压、慢性高血压并发子痫前期。妊娠期高血压为妊娠20周后发生的高血压，不伴明显蛋白尿，分娩后12周内血压恢复正常，妊娠合并慢性高血压是指妊娠前即存在或妊娠20周出现的高血压或妊娠20周后出现高血压而分娩12周后仍持续血压升高。子痫前期定义为妊娠20周后的血压升高伴临床蛋白尿（尿蛋白≥300mg/dL）或无蛋白尿伴有器官和系统受累，如：心、肺、肝、肾、血液系统、消化系统及神经系统等；重度子痫前期定义为血压≥160/110mmHg，伴临床蛋白尿和（或）出现脑功能异常、视力模糊、肺水肿、肾功能不全、血小板计数＜10万/mm^3、肝酶升高等，常合并胎盘功能异常。

最常用的口服药物有拉贝洛尔、甲基多巴和硝苯地平，必要时可考虑小剂量噻嗪类利尿剂。妊娠期间禁用ACEI和ARB，有妊娠计划的慢性高血压患者，也应停用上述药物。

46. 围术期高血压的定义及危险因素有哪些?

围术期高血压是指外科手术住院期间（包括术前、术中和术后，一般3～4日）伴发的急性血压增高，收缩压、舒张压或平均动脉压超过基线20%以上。

围术期高血压的相关危险因素非常多而复杂：

（1）原发性高血压术前控制不理想，既往有高血压病史特别是舒张压＞110mmHg者易发生围术期血压波动。

（2）原发性高血压不合理停用降压药物。抗高血压治疗应持续至术前，包括手术当天清晨，以减少术中的血压波动。术前数日宜换用长效降压药物。

（3）继发性高血压，如嗜铬细胞瘤、肾动脉狭窄、原发性醛固酮增多症等。

（4）易发生高血压的手术类型：颈动脉、腹部主动脉、外周血管、腹腔和胸腔手术。严重高血压易发生在以下手术过程中：心脏手术，大血管手术（颈动脉内膜剥脱术，主动脉手术），神经系统及头颈部手术，肾脏移植，大的创伤（烧伤或头部创伤）等。

（5）麻醉诱导期。

（6）麻醉深度不当或镇痛不全，术中因疼痛而引起交感神经兴奋血管收缩。

（7）麻醉恢复早期疼痛感、低体温、低通气缺氧或二氧化碳蓄积。

（8）清醒状态下进行有创操作。

（9）手术操作刺激。

（10）药物使用不当，过度输液使容量负荷过重，以及术后24～48小时血管外间隙液体回流入血管床。

（11）气管导管、导尿管、引流管等不良刺激。

（12）颅内高压。

（13）寒战、恶心、呕吐等不良反应。

（14）紧张、焦虑、恐惧、失眠等心理应激因素。

47. 围术期高血压控制原则和目标是什么?

围术期高血压血压控制的目的是保证重要脏器灌注，降低心脏后负荷，维护心功能。

围术期高血压血压控制目标：一般认为患者年龄≥60岁，血压控制目标＜150/90mmHg）；患者年龄＜60岁，血压控制目标＜140/90mmHg；糖尿病和慢性肾病患者，血压控制目标＜140/90mmHg。术中血压波动幅度不超过基础血压的30%。

目前尚无延期手术的高血压阈值，原则上轻、中度高血压（<180/110mmHg）不影响手术进行；为抢救生命的急诊手术，不论血压多高，都应急诊手术；对严重高血压合并威胁生命的靶器官损害，应在短时间内采取措施改善重要脏器功能，如高血压合并左心衰竭，高血压合并不稳定型心绞痛或变异型心绞痛、合并少尿型肾衰竭、合并严重低钾血症（<2.9mmol/L）。对进入手术室后血压仍高于180/110mmHg的择期手术患者，建议推迟手术或者因患者有择期手术需要（如肿瘤患者伴有少量出血），在征得家属同意的情况下手术。不推荐在数小时内紧急降压治疗，术前紧急降压常带来重要靶器官缺血及降压药物的副作用。高血压的控制应在术前数周内进行。

48. 围术期高血压如何选择用药？（表4-9）

表4-9　围术期高血压常用药物使用方案

药品	作用机制	应用剂量	起效时间	持续时间	注意事项	不良反应
硝普钠	NO供体、血管扩张	0.5μg/（kg·min），逐渐增加剂量，最大剂量2μg/（kg·min），0.25～10μg/（kg·min），根据血压调整剂量	1～2分钟	1～10分钟	心肌缺血、脑缺血、颅内高压及肝肾功能损害慎用	低血压、心动过速、头痛、氰化物和硫氰酸盐中毒、恶心、呕吐、脸红、肌肉痉挛
硝酸甘油	NO供体、血管扩张	5μg/min，每5～10分钟逐渐滴定5μg/min，最大剂量浓度60μg/min	2～5分钟	5～10分钟	警惕低血压发生	低血压、头痛、头晕、呕吐、快速耐受性，高铁血红蛋白血症
艾司洛尔	选择性β_1受体阻滞剂	500～1000μg/kg负荷剂量，以50μg/（kg·min）静脉推注，每10～20分钟递增25μg（kg·min），最大剂量300μg/（kg·min）	1～2分钟	10～30分钟	慢性阻塞性肺病、哮喘、心动过缓、心脏传导阻滞、急性心力衰竭、贫血等慎用	低血压、支气管痉挛、心力衰竭、心脏传导阻滞
拉贝洛尔	α受体、β受体用滞剂	20～50mg静注，15分钟可重复，总量可达300mg；也可静脉泵入0.5～2mg/min，根据血压调整	2～5分钟	0.3～23小时（平均6小时）	急性心力衰竭、心动过缓、心脏传导阻滞、哮喘、慢性阻塞性肺疾病等慎用	恶心、头皮发麻、支气管痉挛、头晕、心脏传导阻滞、直立性低血压

续表

药品	作用机制	应用剂量	起效时间	持续时间	注意事项	不良反应
尼卡地平	二氢吡啶类CCB	起始5mg/h，每5分钟递增2.5mg/h，最大剂量为15mg/h［0.5～10μg/（kg·min）］	5～15分钟	4～6小时	颅内压增高慎用	心动过速、头痛、周围水肿、心绞痛、恶心、房室传导阻滞、头晕
地尔硫䓬	非二氢吡啶类CCB	5～10mg静脉注射，或5～15μg/（kg·min）泵入	2～7分钟	30分钟至10小时	急性心力衰竭、心动过缓、心脏传导阻滞慎用	心动过缓、房室传导阻滞、低血压、心力衰竭、外周水肿、头痛、便秘、肝毒性
氯维地平	CCB	初始2mg/h，每3分钟剂量翻倍，直至最大剂量132mg/h	2～4分钟	5～15分钟	贫血慎用	恶心、呕吐、焦虑、心动过速
乌拉地尔	外周选择性α_1受体阻滞剂，中枢激活5-羟色胺1A受体	25mg静脉注射，2分钟可重复，总量可达100mg，或者静脉泵入5～40mg/h，根据血压调整	0.5～3分钟	40～90分钟	主动脉峡部狭窄或动静脉分流禁用	低血压、头痛、头晕
非诺多泮	选择性多巴胺一型受体拮抗剂	起始0.1μg/（kg·min），每15min滴定0.05～0.1μg/（kg·min），最大剂量1.6μg/（kg·min）	5分钟内	30～60分钟	心肌缺血、颅内高压、青光眼慎用	反射性心动过速、增加眼压

49. 餐后低血压的治疗原则是什么？

餐后低血压：指餐后2小时内收缩压较餐前下降20mmHg以上；或餐前收缩压≥100mmHg，而餐后＜90mmHg；或餐后血压下降未达到上述标准，但出现餐后心脑缺血症状。在我国住院老年患者中发生率可高达80.1%。

餐后低血压的治疗：

（1）非药物治疗：①饮水疗法。自主神经系统功能障碍的患者，餐前饮水350～480mL可使餐后血压下降幅度减少20mmHg，并有效减少症状的发生。最佳的水摄入量应根据患者身体情况个体化制订，对于需要限水的严重心力衰竭及终末期肾病患者需慎重。②少食多餐。可以减少血液向内脏转移的量和持续时间，对餐后低血压患者可能有利，但进餐量与血压的关系还有待深入研究。③减少碳水化合物摄入。与蛋白质和脂肪相比，碳水化合物在胃中的排空最快，诱导胰岛素释放作用最强，因此摄入富含碳水化合物的食物更容易导致餐后血压迅速下降。中国人早餐以碳水化合物为主，因此早餐后低血压最为多见，可适当改变饮食成分配比，适当减少碳水化合物的摄入。④餐后运动。老年人餐后20～30分钟间断进行低强度的运动（如步行30m，每隔30分钟1次）有助于提高心排出量，降低收缩压的下降幅度和跌倒的发生率，但运动量过大则起到相反的作用。适宜的运动方式、强度和时间还有待于进一步摸索。

（2）药物治疗：餐前血压过高可以导致更为严重的餐后低血压，因此，首先通过合理的降压治疗使血压达标，尤其是有效降低清晨血压。老年人服用α–葡萄糖苷酶抑制剂阿卡波糖50mg，可显著降低餐后胃肠道的血流量，减少餐后收缩压和舒张压的降低，有效控制症状，适用于合并糖尿病的老年患者。其他可能有效药物包括咖啡因、奥曲肽、瓜尔胶、二肽基肽–4抑制剂、地诺帕明联合米多君及血管加压素等，由于使用方法不明确、疗效缺乏有效验证、副作用较多，难以在临床推广。

50. 如何管理白大衣性高血压？

白大衣性高血压指诊室血压≥140/90mmHg，但诊室外血压不高的现象。在整体人群中的发生率约13%，老年人尤其高发，可达40%。家庭自测血压和动态血压监测可以对白大衣性高血压进行鉴别。白大衣性高血压并非完全良性状态，发展为持续性高血压和2型糖尿病的风险更高，总体心血管风险增加。此类患者应完善心血管危险因素筛查，给予生活方式干预，并定期随访。

51. 非杓型及反杓型血压节律异常应如何管理？

非杓型或反杓型患者降低夜间血压，恢复杓型节律，可以显著减少心血管风险和不良事件。首先通过家庭自测血压或24小时动态血压摸索血压的规律。可于晚间（5—7点）进行适当的有氧运动（大约30分钟），有助于纠正血压节律异常。药物治疗首选24小时平稳降压的长效降压药物，单药或联合用药。若夜间血压控制仍不理想，可将一种或数种长效降压药改为晚间或睡前服用，能够使70%以上的患者恢复杓型血压节律。若采用上述方法后夜间血压仍高，可根据药物的作用时间，在长效降压药的基础上，尝试睡前加用中短效降压药。但应警惕夜间血压过低以及夜间起床时发生直立性低血压的可能。

52. 超杓型血压节律异常应如何管理?

超杓型血压患者需要降低白天血压。应在非药物治疗（如体育锻炼）的基础上清晨服用长效降压药（如氨氯地平、非洛地平缓释片和硝苯地平控释片等），在降低白天血压的同时一般不会过度降低夜间血压。若白天血压控制仍不理想，可结合血压波动的规律和药效动力学特点，选择长效+中短效药物的组合，进一步控制白天血压，但应注意中短效降压药可能增加直立性低血压的风险。应避免夜间服用降压药，否则会加重超杓型血压模式。

53. 高血压患者药物治疗方案有哪些?

大多数无并发症的患者可单独或联合使用噻嗪类利尿剂、β受体阻滞剂、CCB、ACEI和ARB，治疗应从小剂量开始。临床实际使用时，患者合并心血管危险因素状况、靶器官损害、并发症、降压疗效、不良反应以及药物费用等，都可能影响降压药的具体选择。目前认为，2级高血压患者在开始时就可以采用两种降压药物联合治疗，联合治疗有利于血压较快达到目标值，也利于减少不良反应。

联合治疗应采用不同降压机制的药物，我国临床主要推荐使用的优化联合治疗方案是：ACEI/ARB+二氢吡啶类CCB；ACEI/ARB+噻嗪类利尿剂；二氢吡啶类CCB+噻嗪类利尿剂；二氢吡啶类CCB+β受体阻滞剂。次要推荐使用的联合治疗方案是：利尿剂+β受体阻滞剂；α受体阻滞剂+β受体阻滞剂；二氢吡啶类CCB+保钾利尿剂；噻嗪类利尿剂+保钾利尿剂。3种降压药联合治疗一般必包含利尿剂。采用合理的治疗方案和良好的治疗依从性，一般可使患者在治疗3～6个月内达到血压控制目标值。

54. 什么叫单片复方制剂?

单片复方制剂是常用的一组高血压联合治疗药物。通常由不同作用机制的两种或两种以上的固定剂量降压药组成。与随机组方的降压联合治疗相比，其优点是使用方便，可改善治疗的依从性及疗效，是联合治疗的新趋势。应用时注意其相应组成成分的禁忌证或可能的不良反应。

我国传统的单片复方制剂：包括复方利血平（复方降压片）、复方利血平氨苯蝶啶片、珍菊降压片等，以当时常用的利血平、氢氯噻嗪、盐酸双屈嗪或可乐定为主要成分。此类复方制剂目前仍在临床较广泛使用，尤以长效的复方利血平氨苯蝶啶片为主。

新型的单片复方制剂：一般由不同作用机制的两种药物组成，多数每日口服1次，使用方便，可改善依从性。目前我国上市的新型的单片复方制剂主要包括：ACEI+噻嗪类利尿剂，ARB+噻嗪类利尿剂；二氢吡啶类CCB+ARB，二氢吡啶类CCB+ACEI，二氢吡啶类CCB+β受体阻滞剂，噻嗪类利尿剂+保钾利尿剂等。

55. 固定剂量复方制剂与自由组合的降压药物相比有什么优势?

单片复方制剂是常用的一组高血压联合治疗药物。通常由不同作用机制的两种或两种以上的固定剂量降压药组成。与随机组方的降压联合治疗相比，其优点是使用方便，可改善治疗的依从性及疗效，是联合治疗的新趋势。

56. 何种情况下选择联合降压治疗?

联合用药的适应证：血压≥160/100mmHg或高于目标血压20/10mmHg的高危人群，往往初始治疗即需要应用2种降压药物。如血压>140/90mmHg，也可考虑初始小剂量联合降压药物治疗。如仍不能达到目标血压，可在原药基础上加量，或可能需要3种甚至4种以上降压药物。初始联合治疗对我国心血管中高危的中老年高血压患者有良好的降压作用，明显提高血压控制率。

57. 中外指南推荐哪些药物可以联合治疗?

联合用药方案：

（1）ACEI或ARB+噻嗪类利尿剂：ACEI和ARB可使血钾水平略有上升，能拮抗噻嗪类利尿剂长期应用所致的低血钾等不良反应。ACEI或ARB+噻嗪类利尿剂合用有协同作用，有利于改善降压效果。

（2）二氢吡啶类CCB+ACEI或ARB：CCB具有直接扩张动脉的作用，ACEI或ARB既扩张动脉，又扩张静脉，故两药合用有协同降压作用。二氢吡啶类CCB常见的不良反应为踝部水肿，可被ACEI或ARB减轻或抵消。此外，ACEI或ARB也可部分阻断CCB所致反射性交感神经张力增加和心率加快的不良反应。

（3）二氢吡啶类CCB+噻嗪类利尿剂：FEVER研究证实，二氢吡啶类CCB+噻嗪类利尿剂治疗，可降低高血压患者脑卒中的发生风险。

（4）二氢吡啶类CCB+β受体阻滞剂：CCB具有扩张血管和轻度增加心率的作

用，恰好抵消β受体阻滞剂的缩血管及减慢心率的作用。两药联合可使不良反应减轻。

我国临床主要推荐应用的优化联合治疗方案是：二氢吡啶类CCB+ARB；二氢吡啶类CCB+ACEI；ARB+噻嗪类利尿剂；ACEI+噻嗪类利尿剂；二氢吡啶类CCB+噻嗪类利尿剂；二氢吡啶类CCB+β受体阻滞剂。

可以考虑使用的联合治疗方案是：利尿剂+β受体阻滞剂；α受体阻滞剂+β受体阻滞剂；二氢吡啶类CCB+保钾利尿剂；噻嗪类利尿剂+保钾利尿剂。

58. A+D与A+C组合，分别适合哪些人群？

A代表RAAS系统抑制剂（RASI）；C代表钙通道阻滞剂（CCB）；D代表噻嗪类利尿剂（HCTZ）。RASI/HCTZ优先用于各级无禁忌证的老年高血压患者：包括盐摄入较多或盐敏感；慢性心力衰竭；合并糖尿病、肥胖或代谢综合征；心房颤动；高容量负荷；顽固性老年高血压。

RASI/CCB优先用于合并动脉粥样硬化性疾病的老年高血压患者：包括稳定性冠心病；冠状动脉或颈动脉粥样硬化及周围血管疾病等。

59. 为什么首选长效降压药物？

在降压药物治疗中，应优先使用长效降压药物，以更有效、更平稳地控制24小时血压，有效预防心脑血管并发症的发生。如使用中、短效制剂，则需每日2～3次给药，易造成血压的波动，更易引起心脑血管事件的发生。

60. 什么叫谷峰比值？一个理想的降压药物谷峰比值应该是多少？

降压谷峰比值是指药物的降压谷值（T）与降压峰值（P）的比值。降压峰值是指服药后血压下降的最大值，降压谷值是指下一次服药前的血压下降值。

谷峰比值常用来评价两次用药间期药物降压疗效维持情况，理想的谷峰比值至少要达到50%；这样可避免治疗高血压时仅注意血浆内最高药物浓度（峰值），而忽视最低浓度（谷值）导致疗效不佳。此外，如果按照谷值血压调整用药量又引起过度降压。谷峰比值越接近1，说明谷作用与峰作用十分接近，表示整个用药期间均有降压作用，药物的副作用也越低，大大减少了血压波动，从而有助于对靶器官的保护。

61. 什么叫平滑指数？其临床意义是什么？

血压平滑指数是一个评价药物降压平稳性的动态血压监测指标。平滑指数指的是降压药物治疗24小时后，每小时血压下降的均值与其标准差的比值。血压平滑指数越高，就代表药物24小时降压效果越大、越均衡。理想状态的血压平滑指数通常大于0.8。

62. 如何更好地控制夜间高血压及晨峰高血压？

夜间高血压的治疗主要包括两个重要的目标，即维持昼夜血压正常节律和控制24小时血压，尤其非杓型血压和血压晨峰现象。临床治疗策略主要包括生活方式干预、病因治疗、药物治疗等方面。

（1）生活方式干预：提倡夜间高血压患者戒烟、戒酒、白天规律运动、保证睡眠、限制夜间尿钠排泄。钠盐敏感者应限制钠摄入，并适当补充钾盐。对自主神经病变或有严重仰卧位高血压、直立性低血压患者，强调睡眠姿势的重要性，睡眠时头部抬高倾斜有助于降低仰卧位血压。

（2）病因治疗：夜间高血压多有继发因素，常与多种慢性疾病相伴存在。因此，治疗夜间高血压患者应积极寻找、去除或治疗继发因素，有助于治疗夜间高血压和恢复其正常节律。

①OSAHS：易引起中枢性间歇性缺氧，交感神经兴奋性增加，易合并夜间高血压。使用无创正压通气治疗可改善白天和夜间血压，对使用无创正压通气治疗后仍存在高血压的患者，加用β受体阻滞剂可改善交感神经的兴奋，从而有利于夜间高血压的治疗。

②慢性肾功能不全：慢性肾功能不全常影响体内容量负荷，从而影响昼夜血压节律，易导致夜间高血压。对此类患者，应积极治疗原发病，恢复体内容量负荷代谢节律，有助于夜间高血压恢复。

③精神心理疾病：伴有精神心理疾病的高血压患者，应用降压药物同时积极治疗精神心理疾病，有助于血压控制。

④2型糖尿病：伴有2型糖尿病的高血压患者，因其存在胰岛素抵抗，常合并肾脏疾病或自主神经病变，容易导致夜间高血压。积极治疗2型糖尿病及相关并发症，对于夜间高血压的控制十分重要。

（3）药物治疗：近年来，时间治疗学广泛应用于夜间高血压的治疗。高血压时间治疗学即选择合适的药物及治疗时间，使药物的降压效应与高血压的发生节律一致，抑制清晨血压升高，控制全天血压，减小血压变异性，减轻靶器官损害。高血压时间治疗可通过调整药物的服药时间，也可通过特殊的药物释放技术来实现（如RAAS拮抗剂、利尿剂、CCB、β受体阻滞剂、α受体阻滞剂等）。

63. 什么是时间治疗学?

高血压时间治疗学是依据不同类型的高血压及血压昼夜节律，选择不同时间点应用降压药物，使常规服药后控制不佳的血压得到满意控制。高血压时间治疗学通过优化服药策略，达到最大限度提升治疗效果并减少副作用的目的。

64. 什么是顽固性高血压？导致顽固性高血压的常见原因有哪些？其处理原则是什么?

顽固性高血压或难治性高血压是指尽管使用了3种以上合适剂量降压药物联合治疗（一般应该包括利尿剂），血压仍未能达到目标水平。使用4种或4种以上降压药物血压达标也应考虑为顽固性高血压。

对于顽固性高血压，部分患者存在遗传学和药物遗传学方面的因素，多数患者还应该寻找原因，针对具体原因进行治疗，常见原因如下：

（1）假性顽固性高血压：由于血压测量错误、白大衣效应或治疗依从性差等导致。血压测量错误包括袖带大小不合适，如上臂围粗大者使用了普通袖带、袖带置于有弹性阻力的衣服（毛线衣）外面、放气速度过快、听诊器置于袖带内、听诊器向下压力较大。假性顽固性高血压可发生在广泛动脉粥样硬化和钙化的老年人，测量肱动脉血压时需要比硬化的动脉腔内压更高的袖带压力方能阻断血流。以下情况应怀疑假性高血压：血压明显升高而无靶器官损害；降压治疗后在无血压过度下降时产生明显的头晕、乏力等低血压症状；肱动脉处有钙化证据；肱动脉血压高于下肢动脉血压；重度单纯收缩期高血压。

（2）生活方式未获得有效改善：比如体重、食盐摄入量未得到有效控制，过量饮酒、未戒烟等导致血压难以控制。

（3）降压治疗方案不合理：采用不合理的联合治疗方案；应用了对某些患者有明显不良反应的降压药，导致无法增加剂量提高疗效和依从性；在多种药物联合方案中未包括利尿剂（包括醛固酮拮抗剂）。

（4）其他药物干扰降压作用：同时服用干扰降压作用的药物是血压难以控制的一个较隐蔽的原因。非甾体抗炎药（NSAIDs）引起水钠潴留，增强对升压激素的血管收缩反应，可抵消除钙通道阻滞剂以外各种降压药的作用。拟交感类药物具有激动肾上腺素能活性作用，例如某些滴鼻液、抑制食欲的减肥药，长期使用可升高血压或干扰降压药物的药物。三环类抗抑郁药阻止交感神经末梢摄取利血平、可乐定等降压药。环孢素（cyclosporine）刺激内皮素释放，增加肾血管阻力，减少水钠排泄。重组人促红细胞生成素可直接作用于血管，升高周围血管阻力。口服避孕药和糖皮质激素也可拮抗降压药物的作用。

（5）容量超负荷：饮食钠摄入过多抵消降压药作用。肥胖、糖尿病、肾脏损害和慢性肾功能不全时通常有容量超负荷。在一些联合治疗依然未能控制血压的患者中，常发现未使用利尿剂，或者利尿剂的选择和剂量不合理。可以采用短期强化利尿治疗试验来判断，联合服用长作用的噻嗪类利尿剂和短作用的袢利尿剂观察治疗效应。

（6）胰岛素抵抗：胰岛素抵抗是肥胖和糖尿病患者发生顽固性高血压的主要原因。在降压药治疗基础上联合使用胰岛素增敏剂，可以明显改善血压控制。肥胖者减轻体重5kg就可显著降低血压或减少降压药物的数量。

（7）继发性高血压：其中睡眠呼吸暂停低通气综合征（OSAHS）、肾动脉狭窄和原发性醛固酮增多症是最常见的原因。

顽固性高血压的处理应该建立在对上述可能原因评估的基础上，进行有效生活方式干预，合理制订降压方案，除外继发性高血压，增加患者依从性，大多数患者血压可以得到控制。

65. 如何合理处理高血压急症？

处理原则：初始阶段（1小时内）血压控制的目标为平均动脉压的降低幅度不超过治疗前水平的25%。在随后的2～6小时内将血压降至较安全水平，一般为160/100mmHg左右。如果可耐受这样的血压水平，在随后的24～48小时逐步降压达到正常水平。高血压急症静脉注射或肌内注射用降压药物见表4–10。

表4-10 高血压急症静脉注射或肌内注射用降压药物

药物	常用方法	常用剂量范围	开始作用时间	常见不良反应及补充说明
硝普钠	静脉滴注	0.25~10μg/（kg·min）	即刻	注意遮光使用；连续使用一般不超过5日；严密监测下调节给药速度；不良反应：恶心、呕吐、头痛、眩晕、定向障碍、甲状腺功能减退、高铁血红蛋白、低血压、氰化物中毒
硝酸甘油	静脉滴注	5~100μg/min	2~5分钟	头痛、恶心、呕吐、药物耐受
乌拉地尔	静脉注射	每次12.5~25mg	2~5分钟	一般先用12.5~25mg静脉注射，根据需要5分钟后可重复1次，然后持续静脉滴注
	静脉滴注	100~400μg/min		不良反应：直立性低血压、头痛、头晕、恶心、疲倦、皮疹、视物模糊
酚妥拉明	静脉滴注	2~8μg/（kg·min）	1~2分钟	可先用5~10mg加20mL注射液缓慢静脉注射，血压下降后改用静脉滴注维持
尼卡地平	静脉滴注	0.5~6μg/（kg·min）	5~10分钟	不良反应：心悸、心率加快、直立性低血压、心动过速、头痛、潮红
艾司洛尔	静脉注射	250~500μg/（kg·min）	1~2分钟	低血压、恶心
	继以静脉滴注	50~100μg/（kg·min）		
地尔硫䓬	静脉滴注	10mg或5~15μg/（kg·min）	5分钟	低血压、心动过缓
	静脉注射	5~10mg		
硫酸镁	静脉注射	5g稀释至20mL（5分钟慢推），继以1~2g/h维持	即刻	常用于子痫或先兆子痫
	肌内注射	每次5g稀释至20mL	20分钟	24小时总量为25~30g
拉贝洛尔	静脉注射	每次20~100mg	5~10分钟	直立性低血压、头晕、恶心、心动过缓、诱发期前收缩
	静脉滴注	0.5~2.0mg		

66. 如何合理处理高血压亚急症？

在24~48小时内将血压缓慢降至160/100mmHg。没有证据说明紧急降压治疗可以改善预后。可通过口服降压药控制，如CCB、ACEI、ARB、β受体阻滞剂、α受体阻滞剂等，还可根据情况应用袢利尿剂。初始治疗可以在门诊或急诊室，用药后观察5~6小时。2~3天后门诊调整剂量，此后可应用长效制剂控制至最终的目标血压水平。急诊就诊的高血压亚急症患者在血压初步控制后，应调整口服药物治疗的方案，定期门诊调整治疗。具有高危因素的高血压亚急症患者如伴有心血管疾病也可以住院治疗。

67. 沙库巴曲缬沙坦是单独的一类降压药吗?

沙库巴曲缬沙坦是一种降压药，但不是完全单独分出来的一类降压药物。从药理学上讲，这种药物是由沙库巴曲和缬沙坦按照摩尔比1∶1组成的新型单一共晶体。简单地说就是这个药物是由沙库巴曲和缬沙坦两种药物组成的。缬沙坦是一种非常常见的降压药，属ARB类，是拮抗血管紧张素Ⅱ受体的，血管紧张素Ⅱ具有收缩血管的作用，把这个血管紧张素Ⅱ拮抗掉，血管就舒张了，血压也就降低了。而沙库巴曲在进入人体后具有抑制脑啡肽酶活性的作用。脑啡肽酶具有降解利钠肽的作用，而利钠肽对人体是有利的，具有降压和器官保护作用。沙库巴曲缬沙坦既然是由两种药物组成的，自然就有了两种药物各自的特点，沙库巴曲和缬沙坦都具有降压作用。

68. 沙库巴曲缬沙坦的结构和药理学特点是什么?

沙库巴曲缬沙坦的结构：沙库巴曲缬沙坦是由脑啡肽酶（neprilysin，NEP）抑制剂沙库巴曲和ARB（缬沙坦）按摩尔比1∶1组成的新型单一共晶体，是心血管领域首个双活性物质的共晶体。其最小晶体结构是由阴离子部分（6个分子的沙库巴曲和6个分子的缬沙坦）、阳离子部分（18个钠盐）和15个分子的水组成。共晶体结构相比于复方制剂，具有明显优势，包括：药物成分构成比恒定、贮存稳定性好、可显著提高药物溶解度和口服生物利用度等。

沙库巴曲缬沙坦的药理学特点：沙库巴曲（AHU377）是一种前体药物，进入体内后经过酯酶代谢为活性产物LBQ657，抑制脑啡肽酶活性。脑啡肽酶有多种底物，包括利尿钠肽和血管紧张素Ⅱ。抑制脑啡肽酶可提高体内具有降压和器官保护作用的利尿钠肽水平。沙库巴曲缬沙坦共晶体的另一成分即缬沙坦则可有效抑制AngⅡ1型受体，起到降压及器官保护作用。共晶结构可使沙库巴曲和缬沙坦的吸收与消除速率相近，保障两者药效发挥同步一致性。

69. 沙库巴曲缬沙坦的作用机制是什么?

（1）抑制脑啡肽酶，增强NPs的降压作用：沙库巴曲缬沙坦最突出的机制是增强NPs的活性。NPs包括心房利尿钠肽（atrial natriuretic peptide，ANP）、脑利尿钠肽（brain natriuretic peptide，BNP）和C型利尿钠肽（C-type natriuretic peptide，CNP）。利尿钠肽的作用机制：①肾性机制。利尿钠肽可通过以下两个途径提高肾小球滤过率（glomerular filtration rate，GFR）：a.扩张入球小动脉，收缩出球小动脉，使肾小球毛细血管压升高，增加GFR；b.使系膜细胞松弛，增加肾小球有效滤过面积；c.利钠作用升高远曲小管Na浓度，通过管球反馈抑制RAAS；同时，利尿钠肽对醛固酮和加压素的抑制作用可增加肾脏的排钠利尿作用，减少机体的水钠潴留。②血管扩张机制。利尿钠肽可通过环磷酸鸟苷酸-环磷酸鸟苷酸依赖的蛋白激酶通路，促进血管平滑肌舒张，并作用于心肌细胞，抑制心脏重构。③神经内分泌机制。利尿钠肽可抑制醛固酮和AngⅠ生成，对SNS活性也有抑制作用。

（2）拮抗RAAS的作用：缬沙坦是经典的ARB类药物，通过拮抗RAAS达到降压作用。缬沙坦可阻断AT1R，抑制醛固酮的释放，调节肾脏对钠的重吸收作用，同时对SNS活性、加压素分泌和血管收缩也有一定的抑制作用。

70. 沙库巴曲缬沙坦能达到什么样的降压效果？

自2010年第一篇高血压研究发表于《柳叶刀（The Lancet）》杂志，截至目前，沙库巴曲缬沙坦已发表14项高血压相关的临床试验，另外还有1项结果未发表的随机对照试验及3项荟萃分析，探讨了沙库巴曲缬沙坦在不同种族（60%为亚洲人群）、不同类型高血压患者中的降压疗效。现有研究显示，沙库巴曲缬沙坦治疗高血压安全有效，包括坐位收缩压/舒张压24小时动态血压、夜间血压、脉压、中心主动脉收缩压（central aortic systolic pressure，CASP）及血压达标率等多项相关指标均有显著改善。对于重度高血压患者、单药控制不佳的高血压患者、特殊类型高血压患者（如老年高血压患者、盐敏感性高血压患者），也具有良好的降压作用。以安慰剂为对照的457例原发性高血压患者中，200mg沙库巴曲缬沙坦可使诊室收缩压降低12.57mmHg、舒张压降低7.29mmHg。以活性药物为对照的、包括1438例年龄≥18岁、以中国高血压人群为主的亚洲随机双盲试验中，与20mg奥美沙坦相比，200mg沙库巴曲缬沙坦可使平均坐位收缩压多降低2.33mmHg、舒张压多降低1.24mmHg。另一项为期8周包括1328例18～75岁高血压患者的试验结果显示，与160mg缬沙坦相比，沙库巴曲缬沙坦200mg可使平均坐位收缩压多降低5.28mmHg、舒张压多降低2.97mmHg。总之，无论与安慰剂还是与活性药物比较，沙库巴曲缬沙坦均具有明确的降压疗效。

71. 沙库巴曲缬沙坦的靶器官保护及代谢紊乱改善作用如何？

除了全面降压作用外，沙库巴曲缬沙坦具有卓越的心脏、肾脏、血管等靶器官保护作用。

（1）心脏保护作用：沙库巴曲缬沙坦可抑制心肌梗死大鼠心肌纤维化，逆转心脏重构。有研究显示，沙库巴曲缬沙坦治疗HFrEF患者3个月，快速改善心脏重构；治疗1年，持续逆转心脏重构。与奥美沙坦相比，沙库巴曲缬沙坦更显著地降低原发性轻中度高血压患者的左心室质量（left ventricular mass，LVM）和左心室质量指数（left ventricular mass index，LVMI），逆转心脏重构。

（2）肾脏保护作用：沙库巴曲缬沙坦可显著降低糖尿病大鼠的蛋白尿、改善估算的肾小球滤过率（estimated glomerular filtration rate，eGFR），延缓肾脏疾病进展。与RAAS抑制剂相比，沙库巴曲缬沙坦可显著降低肾脏复合终点的风险，延缓eGFR下降。

（3）血管保护作用：有研究结果显示，与奥美沙坦组相比，治疗12周时沙库巴曲缬沙坦组中心主动脉收缩压下降3.5mmHg、中心动脉脉压下降3.5mmHg，平均动态血压和夜间血压的降幅更明显，脉搏波传导速度也有降低的趋势。

（4）代谢紊乱改善作用：对于肥胖的高血压患者，沙库巴曲缬沙坦降压效果明显优于氨氯地平，并可提高胰岛素敏感性，增加腹部皮下脂肪组织的脂质动员。沙库巴曲缬沙坦还具有降低尿酸的作用，PARAGON-HF亚组分析显示，沙库巴曲缬沙坦可降低心力衰竭患者的尿酸水平并减少降尿酸药物的使用。

72. 沙库巴曲缬沙坦用于原发性高血压降压治疗时，主要适应人群有哪些？

沙库巴曲缬沙坦可用于原发性高血压患者的降压治疗。更适用于老年高血压、盐敏感性高血压、高血压合并心力衰竭、高血压合并左心室肥厚、高血压合并CKD（1～3期）和高血压合并肥胖的患者。

73. 如何规范使用沙库巴曲缬沙坦降压治疗？

（1）降压使用的常规剂量为200mg，每日1次，对于顽固性高血压患者可增至300～400mg/d。高龄老年人，伴有HFrEF的患者、合并CKD3～4期的患者可从低剂量50～100mg/d开始。如患者耐受，每2～4周将剂量加倍，以达到患者最适宜的剂量，实现血压控制以及耐受的平衡。

（2）对血压未达标但增加剂量受限者，可与其他种类降压药物联合使用，但不能与RAAS抑制剂（ACEI、ARB）联合使用（不包括缬沙坦）。

（3）对重度肾功能损害［eGFR＜15mL/（min·1.73m^2）］、肾动脉狭窄及中度以上肝功能损害者应慎用。使用RAAS抑制剂出现血管神经性水肿及妊娠者禁用。

（4）注意与其他心血管药物之间的相互作用。①ACEI：合用可增加发生血管神经性水肿的风险，故禁止合用。停止使用ACEI治疗36小时后方可使用本药。②对肾功能不全，eGFR＜30mL/（min·1.73m^2）的患者，与保钾利尿剂（如螺内酯、氨苯蝶啶、阿米洛利）、补钾药、钾盐合用时可能升高血钾，在合用时应监测血钾。

（5）用药前和用药期间定期监测血压、血钾、肾功能和肝功能。

（包博、栗印军、周晓龙、李欣）

第五章　高血压合并心力衰竭的诊断与治疗

1. 什么是心力衰竭？为什么高血压会导致心力衰竭？

心力衰竭（heart failure），简称心衰，是各种心脏结构或功能性疾病导致心室充盈和（或）射血功能受损而引起的一组综合征。由于心室收缩功能下降，射血功能受损，心排出量不能满足机体代谢的需要，器官、组织血液灌注不足，同时出现肺循环和（或）体循环瘀血，临床表现主要是呼吸困难、无力而致体力活动受限和水肿。某些情况下心肌收缩力尚可使射血功能维持正常，但由于心肌舒张功能障碍，左心室充盈压异常增高，使肺静脉回流受阻，而导致肺循环瘀血。后者常见于冠心病和高血压性心脏病心功能不全的早期或原发性肥厚型心肌病等，称之为舒张期心力衰竭。心功能不全或心功能障碍理论上是一个更广泛的概念，伴有临床症状的心功能不全称之为心力衰竭，而有心功能不全者，不一定全是心力衰竭。

高血压导致心力衰竭有多种机制：

（1）血压严重升高，可使心脏收缩时所遇到的阻力显著增加，在短时间内迅速引起急性左心衰竭，若不能及时治疗，死亡率非常高。

（2）长期高血压可以导致左心室（心脏中最重要的一部分）肥厚，心室壁变得僵硬，这会显著影响心脏的舒张功能，进而导致心力衰竭的发生。

（3）常年血压控制不良，可以引起冠状动脉粥样硬化，进而引起冠心病、心肌梗死，后者是导致心力衰竭的最为常见的原因。

2. 心力衰竭的病因及诱因有哪些？

（1）基本病因

①心肌损害

a. 原发性心肌损害：冠状动脉疾病导致缺血性心肌损害，如心肌梗死、慢性心肌缺血；炎症和免疫性心肌损害，如心肌炎、扩张型心肌病；遗传性心肌病，如家族性扩张型心肌病、肥厚型心肌病、右室心肌病、心肌致密化不全、线粒体肌病等。

b. 继发性心肌损害：内分泌代谢性疾病（如糖尿病）、甲状腺疾病、系统性浸润性疾病（如心肌淀粉样变性）、结缔组织病、心脏毒性药物等并发的心肌损害。

②心脏负荷过重

a. 压力负荷（后负荷）过重：见于高血压、主动脉瓣狭窄、肺动脉高压、肺动脉瓣狭窄等左、右心室收缩期射血阻力增加的疾病。心肌代偿性肥厚以克服增高的阻力，保证射血量，久之终致心肌结构、功能发生改变而失代偿。

b. 容量负荷（前负荷）过重：见于心脏瓣膜关闭不全及左、右心或动、静脉分流性先天性心血管病。此外，伴有全身循环血量增多的疾病如慢性贫血，甲状腺功能亢进症，围术期心肌病，体循环动、静脉瘘等，心脏的容量负荷增加。早期心室腔代偿性扩大，心肌收缩功能尚能代偿，但心脏结构和功能发生改变超过一定限度后即出现失代偿表现。

③心室前负荷不足：二尖瓣狭窄、心脏压塞、限制性心肌病、缩窄性心包炎等，引起心室充盈受限，体、肺循环淤血。

（2）诱因

①感染：呼吸道感染是最常见、最重要的诱因，感染性心内膜炎也不少见，常因其发病隐匿而漏诊。

②心律失常：心房颤动是器质性心脏病最常见的心律失常之一，也是诱发心力衰竭最重要的因素。其他各种类型的快速型心律失常以及严重缓慢型心律失常均可诱发心力衰竭。

③血容量增加：如钠盐摄入过多，静脉液体输入过多、过快等。

④过度体力消耗或情绪激动：如妊娠后期及分娩过程、暴怒等。

⑤治疗不当，如不恰当地停用利尿药物或降压药物等。

⑥原有心脏病变加重或并发其他疾病：如冠心病发生心肌梗死，风湿性心瓣膜病出现风湿活动，合并甲状腺功能亢进或贫血等。

3. 高血压致心力衰竭的发生发展过程中，有哪些代偿机制?

当心肌收缩力减弱时，为了保证正常的心排出量，机体通过以下的机制进行代偿。

（1）Frank-starling机制

即增加心脏的前负荷，使回心血量增多，心室舒张末期容积增加，从而增加心排出量及提高心脏做功量。心室舒张末期容积增加，意味着心室扩张，舒张末压力也增高，相应的心房压、静脉压也随之升高，待后者达到一定高度时即出现肺的阻塞性充血或腔静脉系统充血。

（2）心肌肥厚

当心脏后负荷增高时常以心肌肥厚作为主要的代偿机制，心肌肥厚心肌细胞数量并不增多，以心肌纤维增多为主。细胞核及作为供给能源的物质线粒体也增大和增多，但程度和速度均落后于心肌纤维的增多。心肌从整体上显得能源不足，继续发展终至心肌细胞死亡。心肌肥厚心肌收缩力增强，克服后负荷阻力，使心排出量在相当长时间内维持正常，患者可无心力衰竭症状，但这并不意味心功能正常。心肌肥厚者，心室顺应性差，舒张功能降低，舒张末压力升高，客观上已存在心功能障碍。

（3）神经体液的代偿机制

当心脏排出量不足，心腔压力升高时，机体全面启动神经体液机制进行代偿，包括：

①交感神经兴奋性增强：心力衰竭患者血中去甲肾上腺素（NE）水平升高，作用于心肌β_1肾上腺素能受体，增强心肌收缩力并提高心率，以提高心排出量。但与此同时周围血管收缩，增加心脏后负荷，心率加快，均使心肌耗氧量增加。除了上述血流动力学效应外，NE对心肌细胞有直接的毒性作用，可促使心肌细胞凋亡，参与心脏重塑（remodeling）的病理过程。此外，交感神经兴奋还可使心肌应激性增强而有促使心律失常的作用。

②肾素-血管紧张素-醛固酮系统（RAAS）激活：由于心排出量降低，肾血流量随之降低，RAAS被激活。其有利的一面是心肌收缩力增强，周围血管收缩维持血压，调节血液的再分配，保证心、脑等重要器官的血液供应。同时促进醛固酮分泌，使水钠潴留，增加总体液量及心脏前负荷，对心力衰竭起到代偿作用。RAAS系统被激活后，血管紧张素Ⅱ（angiotensinⅡ，AngⅡ）及醛固酮分泌增加使心肌、血管平滑肌、血管内皮细胞等发生一系列变化，称之为细胞和组织的重塑。在心肌上，AngⅡ通过各种途径使新的收缩蛋白合成增加；细胞外的醛固酮刺激成纤维细

胞转变为胶原纤维，使胶原纤维增多，促使心肌间质纤维化。在血管中使平滑肌细胞增生，管腔变窄，同时降低血管内皮细胞分泌一氧化氮的能力，使血管舒张受影响。这些不利因素的长期作用，加重心肌损伤和心功能恶化，后者又进一步激活神经体液机制，如此形成恶性循环，使病情日趋恶化。

4.《AHA/ACC/HFSA心力衰竭管理指南（2022年）》关于成人慢性心力衰竭分期是如何划分的？

具体分期如下：

A期：有心力衰竭风险期，有心力衰竭风险但当前或既往无心力衰竭症状/体征且无结构性/功能性心脏疾病或异常生物标志物的患者。

B期：心力衰竭前期，目前或既往无心力衰竭症状/体征但存在以下任意1种证据支持的患者：有结构性心脏病/有充盈增加的证据/尚未存在明确诊断但有危险因素且存在利钠肽水平升高或心肌肌钙蛋白持续升高。

C期：有症状的心力衰竭，目前或既往有心力衰竭症状/体征的患者。

D期：心力衰竭晚期，尽管尝试了最优指南导向的药物治疗（GDMT），但仍存在明显影响日常生活且反复住院的症状。

5. 慢性心力衰竭的临床症状和体征有哪些？

慢性左心功能不全的表现以肺瘀血及心排出量降低为主：

（1）程度不同的呼吸困难：①劳力性呼吸困难：是左心衰竭最早出现的症状，因运动使回心血量增加，左房压力升高，加重了肺瘀血。引起呼吸困难的运动量随心力衰竭程度加重而减少。②夜间阵发性呼吸困难：患者入睡后突然因憋气而惊醒，被迫采取坐位，呼吸深快，重者可有哮鸣音，称之为心源性哮喘。大多于端坐休息后可自行缓解。其发生机制除因睡眠平卧、血液重新分配使肺血量增加外，夜间迷走神经张力增加、小支气管收缩、横膈高位、肺活量减少等也是促发因素。③端坐呼吸：肺瘀血达到一定程度时，患者不能平卧，因平卧时回心血量增多且横膈上抬，呼吸更为困难。高枕卧位、半卧位甚至端坐时方可使憋气好转。④急性肺水肿：是心源性哮喘的进一步发展，是左心衰竭呼吸困难最严重的形式。

（2）咳嗽、咳痰、咯血：咳嗽、咳痰是肺泡和支气管黏膜瘀血所致，开始常于夜间发生，坐位或立位时咳嗽可减轻，咳白色浆液性泡沫痰为其特点，偶可见痰中带血丝。长期慢性瘀血使肺静脉压力升高，导致肺循环和支气管血液循环之间形成侧支，在支气管黏膜下形成扩张的血管，此种血管一旦破裂可引起大咯血。

（3）乏力、疲倦、头晕、心慌：这些是心排出量不足，器官、组织灌注不足及代偿性心率加快所致的主要症状。

（4）少尿及肾功能损害症状：严重的左心衰竭血液进行再分配时，首先是肾脏的血流量明显减少，患者可出现少尿。长期慢性的肾血流量减少可出现血尿素氮、肌酐升高并可有肾功能不全的相应症状。

（5）肺部湿性啰音：由于肺毛细血管压增高，液体可渗出到肺泡，从而出现湿性啰音。随着病情的由轻到重，肺部啰音可从局限于肺底部直至全肺。患者如取侧卧位，则下垂的一侧啰音较多。

（6）心脏体征：除基础心脏病的固有体征外，慢性左心衰竭的患者一般均有心脏扩大（单纯舒张性心力衰竭除外）、肺动脉瓣区第二心音亢进及舒张期奔马律。

慢性右心功能不全的表现主要以体静脉瘀血为主：

（1）消化道症状：胃肠道及肝脏瘀血引起腹胀、食欲不振、恶心、呕吐等是右心衰竭最常见的症状。

（2）劳力性呼吸困难：继发于左心衰竭的右心衰竭呼吸困难也已存在。单纯性右心衰竭为分流性先天性心脏病或肺部疾病所致，也均有明显的呼吸困难。

（3）水肿：体静脉压力升高使皮肤等软组织出现水肿，其特征为首先出现于身体最低垂的部位，常为对称性、可压陷性。胸腔积液也是体静脉压力增高所致，因胸膜静脉还有一部分回流到肺静脉，所以胸腔积液更多见于同时有左、右心衰竭时，以双侧多见，如为单侧，则以右侧更为多见，可能与右膈下肝瘀血有关。

（4）颈静脉征：出现颈静脉充盈或搏动、颈静脉怒张是右心衰竭时的主要体征，肝颈静脉反流征阳性则更具特征性。

（5）肝大：肝脏因瘀血肿大常伴压痛，持续慢性右心衰竭可致心源性肝硬化，晚期可出现黄疸、肝功能受损及大量腹水。

（6）心脏体征：除基础心脏病的相应体征之外，右心衰竭时可因右心室显著扩大而出现三尖瓣关闭不全的反流性杂音。

6. 按《中国心力衰竭诊断和治疗指南2018》建议，诊断心力衰竭应完成哪4项必要的辅助检查？

（1）心电图：所有心力衰竭以及怀疑心力衰竭患者均应行心电图检查，明确心律、心率、QRS形态、QRS宽度等。心力衰竭患者一般有心电图异常，心电图完全正常的可能性极低。怀疑存在心律失常或无症状性心肌缺血时应行24小时动态心电图（Ⅰ，C）。

（2）X线胸片：对疑似、急性、新发的心力衰竭患者应行胸片检查，以识别/排除肺部疾病或其他引起呼吸困难的疾病，提供肺瘀血/水肿和心脏增大的信息，但X线胸片正常并不能除外心力衰竭（Ⅰ，C）。

（3）生物标志物：①利钠肽［B型利钠肽（B-type natriuretic peptide，BNP）或N末端B型利钠肽原（N-terminal pro-BNP，NT-proBNP）］测定：利钠肽检测推荐用于心力衰竭筛查（Ⅱa，B）、诊断和鉴别诊断（Ⅰ，A）、病情严重程度及预后评估（Ⅰ，A）。出院前的利钠肽检测有助于评估心力衰竭患者出院后的心血管事件风险（Ⅰ，B）。BNP＜100ng/L、NT-proBNP＜300ng/L时通常可排除急性心力衰竭。BNP＜35ng/L、NT-proBNP＜125ng/L时通常可排除慢性心力衰竭，但其敏感性和特异性较急性心力衰竭低。诊断急性心力衰竭时NT-proBNP水平应根据年龄和肾功能进行分层：50岁以下＞450ng/L，50岁以上＞900ng/L，75 岁以上＞1800ng/L，肾功能不全（肾小球滤过率＜60mL/min）时＞1200ng/L。经住院治疗后利钠肽水平无下降的心衰患者预后差。多种心血管疾病［心力衰竭、急性冠状动脉综合征、心肌病变如左心室肥厚、心脏瓣膜病、心包疾病、心房颤动、心肌炎、心脏手术、电复律、心肌毒性损伤等］和非心血管疾病（高龄、贫血、肾功能不全、睡眠呼吸暂停、重症肺炎、肺动脉高压、肺栓塞、严重全身性疾病、脓毒症、严重烧伤和脑卒中等）均会导致利钠肽水平增高，尤其是心房颤动、高龄和肾功能不全。脑啡肽酶抑制剂使BNP降解减少，而NT-proBNP不受影响。临床工作中应注意结合患者的病史进行分析。②心脏肌钙蛋白（cardiac troponin，cTn）：推荐心力衰竭患者入院时行cTn检测，用于急性心力衰竭患者的病因诊断（如急性心肌梗死）和预后评估（Ⅰ，A）。③反映心肌纤维化、炎症、氧化应激的标志物：如可溶性ST2、半乳糖凝集素3及生长分化因子15也有助于心力衰竭患者的危险分层和预后评估，联合使用多项生物标志物可能是未来的发展方向。

（4）经胸超声心动图（Ⅰ，C）：经胸超声心动图是评估心脏结构和功能的首选方法，可提供房室容量、左右心室收缩和舒张功能、室壁厚度、瓣膜功能和肺动脉高压的信息。LVEF可反映左心室收缩功能，推荐改良双平面Simpson法。在图像质量差时，建议使用声学对比剂以清晰显示心内膜轮廓。组织多普勒和应变成像的可重复性和可行性已证实，对于存在发生心力衰竭风险的患者，应考虑采用以识别临床前的心肌收缩功能异常（Ⅱa，C）。超声心动图是目前临床上唯一可判断舒张功能不全的成像技术，但单一参数不足以准确评估，建议多参数综合评估。HFpEF主要的心脏结构异常包括左心房容积指数＞34mL/m^2 、左心室质量指数≥115g/m^2（男性）或295g/m^2（女性）；主要的心脏舒张功能异常指标包括E/e'≥13、e'平均值

（室间隔和游离壁）<9cm/s；其他间接指标包括纵向应变或三尖瓣反流速度。

7.《中国心力衰竭诊断和治疗指南2018》中心力衰竭诊断流程是什么？（图5-1）

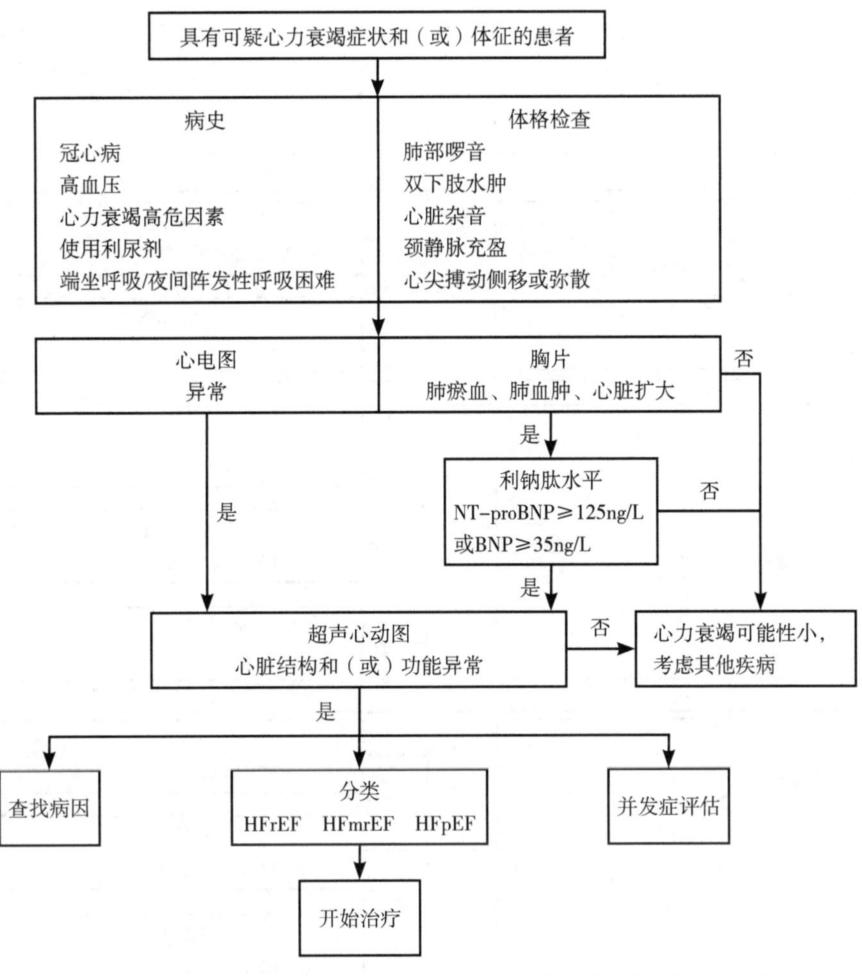

注：NT-proBNP：N末端B型利钠肽原；BNP：B型利钠肽；HFrEF：射血分数降低的心力衰竭；HFmrEF：射血分数中间值的心力衰竭；HFpEF：射血分数保留的心力衰竭

图5-1　心力衰竭诊断流程图

8.《AHA/ACC/HFSA心力衰竭管理指南（2022年）》，基于LVEF，对心力衰竭如何进行分类？

《AHA/ACC/HFSA心力衰竭管理指南（2022年）》仍然按照射血分数（EF）作为首次分类和再分类的标准（图5-2），LVEF≤40%称为射血分数降低的心力衰竭

（heart failure with reduced ejection fraction，HFrEF），LVEF≥50%称为射血分数保留的心力衰竭（heart failure with preserved ejection fraction，HFpEF），将LVEF介于HFrEF和HFpEF之间的心力衰竭更名为射血分数轻度降低的心力衰竭（heart failure with mild reduced ejection fraction，HFmrEF），射血分数改善的心力衰竭（heart failure with improved ejection fraction，HFimpEF）定义为既往LVEF≤40%，随访期间LVEF升高至>40%的心力衰竭。新指南更强调EF的动态演变，EF持续下降则是预后不良的因素。

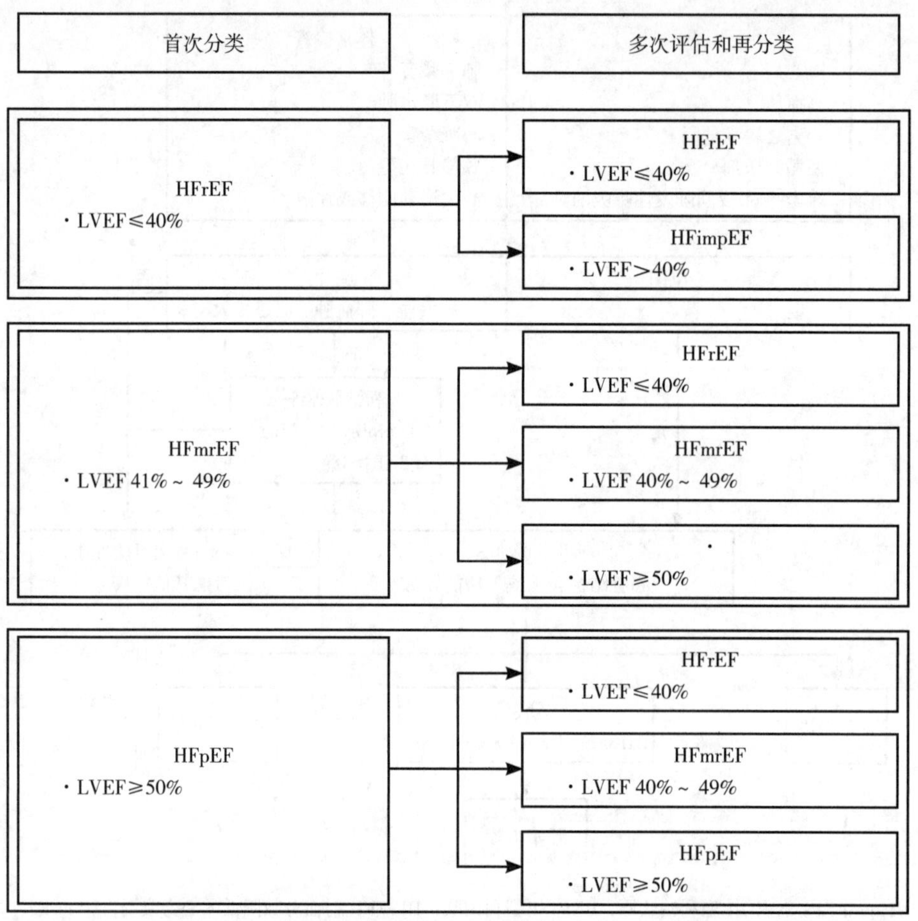

图5-2　《AHA/ACC/HFSA心力衰竭管理指南（2022年）》首次分类和再分类的标准

9. HFpEF的病因有哪些?

（1）血管疾病相关HFpEF

血管疾病相关HFpEF包括与高血压、冠状动脉疾病和冠状动脉微血管功能障碍相关的HFpEF。在HFpEF患者中，全身和心脏血管异常均较常见。高血压和冠心病被认为是HFpEF中最常见的心血管并发症。此外，冠状动脉微血管功能障碍同样是HFpEF常见的病理生理机制。在此类患者中，由心外膜冠状动脉疾病和冠状动脉微血管功能障碍导致的高血压或心肌缺血在HFpEF的病理生理过程中具有至关重要的作用。因此，此类患者或可在HFrEF的治疗策略中获益。

（2）心肌病相关HFpEF

此类患者可能患有肥厚型心肌病，心肌淀粉样变和Fabry心肌病等浸润性心肌病。此种HFpEF亚型患者的病理生理基础为舒张功能障碍和左室充盈压升高。在此类患者中应进行个体化的治疗，如通过靶向手术或介入方法治疗肥厚型梗阻性心肌病、利用Tafamidis治疗甲状腺素介导的淀粉样变性引发的心脏疾病，以及Fabry心肌病的酶替代治疗。

（3）右心和肺动脉疾病相关HFpEF

该亚型患者常有肺动脉高压，伴或不伴右心室功能障碍。事实上，左室充盈压升高、左房高压可导致肺动脉高压和右室功能不全，进而导致HFpEF。心脏病专家和呼吸科专家的协作或为治疗此类患者的关键。

（4）瓣膜病和心律失常相关的HFpEF

瓣膜病可导致左心和（或）右心的血流动力学紊乱，从而影响充盈压和舒张功能。节律相关的HFpEF主要是指以心房颤动为主的HFpEF。该亚型患者或可在外科或介入瓣膜治疗及节律控制治疗中获益。

（5）心脏外疾病相关HFpEF

心脏外疾病包括：①代谢性疾病，如糖尿病、肥胖或代谢综合征；②经常导致高输出状态的疾病，如贫血、肝病、甲亢、动脉瘘、静脉瘘等；③其他疾病，如慢性肾病、癌症放射治疗等。此类患者同样需要进行以病因为导向的治疗方案，如钠-葡萄糖共转运蛋白2（SGLT2）抑制剂、减轻体重或运动可能对代谢性疾病引起的HFpEF有效。

10. 如何诊断HFpEF?

诊断标准：

（1）症状和（或）体征。

（2）LVEF≥50%。

（3）利钠肽升高，并符合以下至少1项：①左心室肥厚和（或）左心房扩大；②心脏舒张功能异常。

（4）需要排除患者的症状是由非心脏疾病引起的，有效的治疗尚未明确。

11. 什么是E/A？其临床意义是什么？

E/A是评价心功能的重要而常用的无创性指标，其特点是：E/A用于评价心室舒张功能。超声多普勒是临床上最实用的判断舒张功能的方法，心动周期中舒张早期心室充盈速度最大值为E峰，舒张晚期（心房收缩）心室充盈最大值为A峰，E/A为两者之比值。正常人E/A值不应小于1.2，中青年应更大。舒张功能不全时，E峰下降，A峰增高，E/A比值降低。如同时记录心音图则可测定心室等容舒张期时间（C-D值），它反映心室主动的舒张功能。

12. 收缩期心力衰竭和舒张期心力衰竭临床特征有哪些区别？（表5-1）

表5-1　收缩期心力衰竭（SHP）和舒张期心力衰竭（DHP）临床特征区别

特点	SHF	DHF
临床特点		
症状（如呼吸困难）	有	有
充血状态（如水肿）	有	有
神经内分泌激活（如BNP升高）	有	有
左心室结构和功能		
射血分数	降低	正常
左心室质量	增加	增加
相对室壁厚度	增加	增加
舒张末容积	增加	正常
舒张末压	增加	增加
左心房状态	增大	增大
运动		
运动能力	降低	降低
心排出量变化	降低	降低
舒张末压	增加	增加

13. 心功能的分类方法有哪些？如何进行分级？

心力衰竭的分级：NYHA分级是按诱发心力衰竭症状的活动程度将心功能的受损状况分为4级。这一分级方案于1928年由美国纽约心脏病学会（NYHA）提出，临床上沿用至今。《AHA/ACC/HFSA心力衰竭管理指南（2022年）》的心力衰竭分期不能取代这一分级而只是对它的补充。实际上NYHA分级是对C期和D期患者症状严重程度的分级。

Ⅰ级：患者患有心脏病，但日常活动量不受限制，一般活动不引起疲乏、心悸、呼吸困难或心绞痛。

Ⅱ级：心脏病患者的体力活动受到轻度的限制，休息时无自觉症状，但平时一般活动下可出现疲乏、心悸、呼吸困难或心绞痛。

Ⅲ级：心脏病患者体力活动明显受限，小于平时一般活动量即引起上述的症状。

Ⅳ级：心脏病患者不能从事任何体力活动，休息状态下也出现心力衰竭的症状，体力活动后加重。

这种分级方案的优点是简便易行，为此，几十年以来仍为临床医生所习用。但其缺点是仅凭患者的主观陈述，有时症状与客观检查有很大差距，同时患者个体之间的差异也较大。

AMI引起的心力衰竭称为泵衰竭，按Killip分级法可分为：

Ⅰ级：尚无明显心力衰竭。

Ⅱ级：有左心衰竭，肺部啰音<50%肺野。

Ⅲ级：有急性肺水肿，全肺大、小、干、湿啰音。

Ⅳ级：有心源性休克等不同程度或阶段的血流动力学变化。

心源性休克是泵衰竭的严重阶段。但如兼有肺水肿和心源性休克，则情况最严重。

Forrester分级法：急性心肌梗死合并泵衰竭主要引起两组临床表现：肺瘀血和周围灌注不足。前者由肺毛细血管楔压（PCWP）升高所致，后者因心脏指数（CI）降低引起。Forrester等根据大量创伤性监测资料，结合物理检查所见将泵衰竭分为4种类型：

Ⅰ型：既无肺瘀血也无周围灌注不足，心功能尚在代偿阶段。CI≥2.2L/（min·m），PCWP ≤2.4 kPa（18mmHg）。

Ⅱ型：有肺瘀血。临床表现气促、肺部啰音、X线阴影等改变，无周围灌注不足，属常见临床类型。CI≥2.2 L/（min·m），PCWP >2.4kPa（18mmHg）。

Ⅲ型：有周围灌注不足表现，如低血压、脉速、精神症状、发绀、皮肤湿冷、尿少等，无肺瘀血。可见于右室心肌梗死和血容量不足。CI <2.2L/（min·m），PCWP≤2.4kPa（18mmHg）。

Ⅳ型：兼有肺瘀血和周围灌注不足，为严重类型，见于大面积急性心肌梗死，CI<2.2L（min·m），PCWP >2.4 kPa（18mmHg）。

Forrester分级法对指导急性心肌梗死泵衰竭的治疗和判断预后有一定实用价值。

14. 如何用6分钟步行试验评价心功能?

6分钟步行试验（6 minutes walk test ，6MWT）是一项简单易行、安全、方便的试验，用以评定慢性心力衰竭患者的运动耐力。要求患者在平直走廊里尽可能快地行走，测定其6分钟的步行距离：6分钟步行距离<150m，为重度心力衰竭；150～450m为中度心力衰竭；>450m为轻度心力衰竭。本试验除用以评价心脏的储备功能外，常用以评价心力衰竭严重程度和疗效，也作为慢性心功能不全患者制订个体运动量的重要依据。

15. 按《中国心力衰竭诊断和治疗指南2018》建议，螺内酯临床应用的适应证如何规定？如何规范用药?

研究证实在使用ACEI/ARB、β受体阻滞剂的基础上加用醛固酮受体拮抗剂，可使NYHA心功能Ⅱ～Ⅳ级的HFrEF患者获益，降低全因死亡、心血管死亡、猝死和心力衰竭住院风险。

（1）适应证：LVEF≤35%、使用ACEI/ARB/ARNI和β受体阻滞剂治疗后仍有症状的HFrEF患者（Ⅰ，A）；急性心肌梗死后且LVEF≤40%，有心力衰竭症状或合并糖尿病者（Ⅰ，B）。

（2）禁忌证：①肌酐>221μmoL/L（2.5mg/dL）或eGFR<30mL·min^{-1}·1.73 m^2；②血钾>5.0mmol/L；③妊娠妇女。

（3）应用方法：螺内酯，初始剂量10～20mg，每日1次，至少观察2周后再加量，目标剂量20～40mg，每日1次。依普利酮，初始剂量25mg，每日1次，目标剂量50mg，每日1次。通常醛固酮受体拮抗剂应与袢利尿剂合用，避免同时补钾及食用高钾食物，除非有低钾血症。使用醛固酮受体拮抗剂治疗后3日和1周应监测血钾和肾功能，前3个月每月监测1次，以后每3个月监测1次。

（4）不良反应：主要是肾功能恶化和高钾血症，如血钾>5.5mmol/L或eGFR<30mL·min^{-1}·1.73m^{2}应减量并密切观察，血钾>6.0mmol/L或eGFR<20mL·min^{-1}·1.73m^{2}应停用。螺内酯可引起男性乳房疼痛或乳房增生症（10%），为可逆性。

16. β受体阻滞剂在心力衰竭患者中的适应证、禁忌证、应用要点和不良反应是什么？

临床试验已证实HFrEF患者长期应用β受体阻滞剂（琥珀酸美托洛尔、比索洛尔及卡维地洛），能改善症状和生活质量，降低死亡、住院、猝死风险。

（1）适应证：病情相对稳定的HFrEF患者均应使用β受体阻滞剂，除非有禁忌证或不能耐受（Ⅰ，A）。

（2）禁忌证：心源性休克、病态窦房结综合征、二度及以上房室传导阻滞（无心脏起搏器）、心率<50次/分钟、低血压（收缩压<90mmHg）、支气管哮喘急性发作期。

（3）应用要点：尽早使用，NYHA心功能Ⅳ级患者应在血流动力学稳定后使用。因β受体阻滞剂的负性肌力作用可能诱发和加重心力衰竭，治疗心力衰竭的生物学效应需持续用药2～3个月才逐渐产生，故起始剂量须小，每隔2～4周可剂量加倍，逐渐达到指南推荐的目标剂量或最大可耐受剂量，并长期使用。静息心率降至60次/分钟左右的剂量为β受体阻滞剂应用的目标剂量或最大耐受剂量。滴定的剂量及过程需个体化，要密切观察心率、血压、呼吸困难、瘀血的症状及体征。有液体潴留或最近曾有液体潴留的患者，必须同时使用利尿剂。突然停药会导致病情恶化。在慢性心力衰竭急性失代偿期，可继续维持使用；心动过缓（50～60次/分钟）和血压偏低（收缩压85～90mmHg）的患者可减少剂量；严重心动过缓（<50次/分钟）、严重低血压（收缩压<85mmHg）和休克患者应停用，但在出院前应再次启动β受体阻滞剂治疗。

（4）不良反应：①心力衰竭恶化：液体潴留加重，先增加利尿剂剂量，如无效或病情严重，β受体阻滞剂应减量。出现明显乏力时，需排除睡眠呼吸暂停、过度利尿或抑郁等，若考虑与β受体阻滞剂应用或加量相关，则应减量。②心动过缓和房室传导阻滞：心率<50次/分钟，或出现二度及以上房室传导阻滞时，应减量甚至停药。③低血压：一般出现于首剂或加量的24～48小时内，处理同ACEI，若伴有低灌注的症状，β受体阻滞剂应减量或停用，并重新评估患者的临床情况。

17. ACEI、ARB类药物在心力衰竭患者中的应用要点有哪些？其作用机制是什么？

应用要点

（1）ACEI在心力衰竭的临床应用要点：①全部慢性心力衰竭（CHF）患者必须应用ACEI，包括阶段B无症状性心力衰竭和LVEF<40%者，除非有禁忌证或不能耐受，ACEI需终身应用。阶段A人群也可应用。②ACEI禁忌证：对ACEI曾有致命性不良反应，如曾有严重血管性水肿、无尿性肾衰竭的患者或妊娠妇女须绝对禁用。以下情况须慎用：a．双侧肾动脉狭窄；b．血肌酐水平显著升高（>265.2 μmol/L）；c．高钾血症（>5.5mmol/L）；d．低血压（收缩压<90mmHg），需经其他处理，待血流动力学稳定后再决定是否应用ACEI；e．左室流出道梗阻，如主动脉瓣狭窄，梗阻性肥厚型心肌病等。③ACEI一般与利尿剂合用，如无液体潴留也可单独应用，一般不需补充钾盐。④ACEI与β受体阻滞剂合用有协同作用。ACEI与阿司匹林合用并无相互不良作用，对冠心病（CHD）患者利大于弊。⑤ACEI的应用方法：a.采用临床试验中所规定的目标剂量，如不能耐受，可应用中等剂量或患者能够耐受的最大剂量。b.从极小剂量开始，如能耐受，则每隔1～2周剂量加倍。滴定剂量及过程需个体化，一旦达到最大耐受量即可长期维持应用。c.起始治疗后1～2周内应监测血压、血钾和肾功能，以后定期复查。如果肌酐增高<30%，为预期反应，不需特殊处理，但应加强监测。如果肌酐增高30%～50%，为异常反应，ACEI应减量或停用。d.应用ACEI不应同时加用钾盐或保钾利尿剂。合用醛固酮受体阻滞剂时，ACEI应减量，并立即应用袢利尿剂。如血钾>5.5mmol/L，应停用ACEI。

（2）ARB在心力衰竭的临床应用要点：①ARB可用于阶段A患者，以预防心力衰竭的发生；也可用于阶段B、阶段C和阶段D患者，对于不能耐受ACEI者，可替代ACEI作为一线治疗，以降低死亡率和并发症发生率；对于常规治疗（包括ACEI）后心力衰竭症状持续存在且LVEF低下者，可考虑加用ARB。②ARB 的各种药物均可考虑使用，目前已证实该类药物可降低死亡率和病残率。③ARB 应用中需注意的事项同ACEI，需要监测低血压、肾功能不全和高血钾等。

作用机制

（1）血管紧张素转换酶抑制剂（ACEI）有益于慢性心力衰竭主要通过两个机制：①抑制RAAS：ACEI能竞争性地阻断血管紧张素AngⅠ转化为AngⅡ，从而降低循环和组织的AngⅡ水平，还能阻断Ang1-7的降解，使其水平增加，进一步起到扩张血管及抗增生作用。组织RAAS在心肌重构中起关键作用，当心力衰竭处于相对稳定状态时，心脏组织RAAS仍处于持续激活状态；心肌ACEI活性增加，血管紧张素原mRNA水平上升，AngⅡ受体密度增加。②作用于激肽酶Ⅱ：抑制缓激肽的降解，提高缓激肽水平，通过缓激肽–前列腺素–NO通路而发挥有益作用。ACEI促进缓激肽的作用与抑制AngⅡ产生的作用同样重要。ACEI对心肌重塑和生存率的有益影响在应用AngⅡ受体阻滞剂的动物实验中未能见到，且在合并使用激肽抑制剂时，ACEI的有利作用即被消除。在临床上长期应用ACEI时，尽管循环中AngⅡ水平不能持续降低，但ACEI仍能发挥长期效益。这些资料表明，ACEI的有益作用至少部分是由缓激肽通路所致。

（2）血管紧张素Ⅱ受体阻滞剂（ARB）有益于慢性心力衰竭的机制：ARB在理论上可阻断所有经ACE途径或非ACE（如糜酶）途径生成的AngⅡ与AT1（血管紧张素Ⅱ的Ⅰ型受体）结合，从而阻断或改善因AT1过度兴奋导致的诸多不良作用，如血管收缩、水钠潴留、组织增生、胶原沉积、促进细胞坏死和凋亡等，而这些都是在心力衰竭发生发展中起作用的因素。ARB还可能通过加强 AngⅡ与AT2（血管紧张素Ⅱ的Ⅱ型受体）结合来发挥有益的效应。ARB对缓激肽的代谢无影响，故一般不引起咳嗽，但也不能通过提高血清缓激肽浓度发挥可能的有利作用。

18. ARNI类药物治疗心力衰竭的机制是什么？

ARNI是血管紧张素受体脑啡肽酶抑制剂。目前已上市的ARNI是沙库巴曲和缬沙坦两种成分以1：1摩尔比例结合而成的盐复合物。沙库巴曲是一种前体药物，进入体内后代谢成活性脑钠肽酶（NEP）抑制剂LBQ657。

心力衰竭发生时，心室腔、心房腔压力增高，心室肌和心房肌细胞分别会产生脑钠肽（BNP）和心房利钠肽（ANP）两种肽类物质，这两种肽类物质有下列作用：降低血压、抑制交感神经、利钠利尿、降低血管升压素的水平、抑制醛固酮的分泌、改善心室重构，对控制心力衰竭的发展有重要作用。但BNP和ANP会被体内的脑钠肽酶（NEP）所降解。沙库巴曲是NEP抑制剂，可提高人体内脑钠肽的水平，达到治疗心力衰竭、改善预后的作用。

PARADIGM-HF是有史以来规模最大的心力衰竭临床试验。入选8400例NYHA Ⅱ～Ⅳ级的收缩功能障碍的慢性心力衰竭患者（LVEF＜40%），结果提示：与依那普利相比，ARNI可使主要终点事件（心血管死亡和心力衰竭住院风险）下降20%。目前，欧洲、美国及中国心力衰竭诊断治疗指南均推荐ARNI用于治疗射血分数减低的心力衰竭。

19. ARNI如何规范使用?

《中国心力衰竭诊断和治疗指南2018》对ARNI的适应证及使用要点建议如下：

（1）适应证：对于 NYHA Ⅰ－Ⅲ级、有症状的HFrEF患者，若能够耐受 ACEI/ARB，推荐以ARNI替代ACEI/ARB，以进一步减少心力衰竭的发病率及死亡率（Ⅰ类，B级）。

（2）使用方法：①由服用ACEI/ARB转为ARNI前血压需稳定，并停用 ACEI 36小时；②小剂量开始，每2～4周剂量加倍，直至目标剂量；③中度肝损伤、≥75岁患者起始剂量要小；④起始治疗和剂量调整后应监测血压、肾功能和血钾；⑤未使用ACEI或ARB患者，如血压耐受，首选ARNI有效。

20. 伊伐布雷定应用的适应证及禁忌证是什么？如何规范使用？

伊伐布雷定通过特异性抑制心脏窦房结起搏电流（If），减慢心率。SHIFT研究显示伊伐布雷定使心血管死亡和心力衰竭恶化住院的相对风险降低18%，患者左心室功能和生活质量均显著改善。SHIFT中国亚组分析显示联合伊伐布雷定平均治疗15个月，心血管死亡或心力衰竭住院复合终点的风险降低44%。

（1）适应证：NYHA心功能Ⅱ～Ⅳ级、LVEF≤35%的窦性心律患者，合并以下情况之一可加用伊伐布雷定：①已使用ACEI/ARB/ARNI、β受体阻滞剂、醛固酮受体拮抗剂，β受体阻滞剂已达到目标剂量或最大耐受剂量，心率仍≥70次/分钟（Ⅱa，B）；②心率≥70次/分钟，对β受体阻滞剂禁忌或不能耐受者（Ⅱa，C）。

（2）禁忌证：①病态窦房结综合征、窦房传导阻滞、二度及以上房室传导阻滞、治疗前静息心率＜60次/分钟；②血压＜90/50mmHg；③急性失代偿性心力衰竭；④重度肝功能不全；⑤心房颤动/心房扑动；⑥依赖心房起搏。

（3）应用方法；起始剂量2.5mg，每日2次，治疗2周后，根据静息心率调整剂量，每次剂量增加2.5mg，使患者的静息心率控制在60次/分钟左右，最大剂量7.5mg，每日2次。老年、伴有室内传导障碍的患者起始剂量要小。对合用β受体阻滞剂、地高辛、胺碘酮的患者应监测心率和QT间期，因低钾血症和心动过缓合并存在是发生严重心律失常的易感因素，特别是长QT综合征患者。避免与强效细胞色素P4503A4抑制剂（如唑类抗真菌药、大环内酯类抗生素）合用。

（4）不良反应：最常见为光幻症和心动过缓。如发生视觉功能恶化，应考虑停药。心率＜50次/分钟或出现相关症状时应减量或停用。

21. 托伐普坦的作用机制、适应证和禁忌证是什么？如何规范使用？

作用机制：新型利尿剂托伐普坦（苏麦卡）是血管升压素V，受体阻滞剂，可以升高血浆中钠离子浓度，帮助多余的水分从尿液排出，增强肾脏处理水的能力，具有排水不利钠的作用，伴顽固性水肿或低钠血症者疗效更显著。

适应证：治疗临床上明显的高容量性和正常容量性低钠血症（血清钠<125mEq/L（mmol/L），或低钠血症不明显但有症状并且限液治疗效果不佳），包括伴有心力衰竭、肝硬化以及抗利尿激素分泌失调综合征（SIADH）的患者。袢利尿剂等其他利尿药治疗效果不佳的心力衰竭引起的体液潴留，可与其他利尿剂（袢利尿剂、噻嗪类利尿剂、醛固酮拮抗剂）联用。

用法用量：

（1）低钠血症（连用不得超过30日，以减少肝损害的发生风险）：起始剂量为15mg，每日1次；服药24小时以后可增至30mg，每日1次；最大剂量为60mg，每日1次。

（2）心力衰竭：血清钠低于125mEq/L（mmol/L）时，建议起始剂量7.5mg，每日1次。餐前餐后均可服用，建议上午服用，避免夜间排尿。

禁忌证：无尿症、高钠血症、不能自主调节体液平衡的患者，难以适当补水的肝性脑病患者。

注意事项：

（1）开始使用或重新使用时应密切监测血清钠水平。

（2）过快纠正低钠血症［如每24小时的升高值>12mEq/L（mmol/L）］可引起渗透性脱髓鞘，进而导致构音困难、缄默症、吞咽困难、昏睡、情感变化、痉挛性四肢轻瘫、癫痫发作、昏迷和死亡。

（3）使用前及用药期间应定期密切监测肝氨基转移酶和胆红素，以减少严重或不可逆肝损伤的发生风险。

22. 重组人脑利钠肽的作用机制是什么？如何规范使用？

作用机制：BNP与效应器官上特异性的脑利钠肽A型受体结合，该受体与鸟苷酸环化酶偶联结合，促使三磷酸鸟苷转化为环磷酸鸟苷，环磷酸鸟苷作为第二信使进一步激活下属的酶信号通路，从而发挥选择性扩张血管、利尿排钠、拮抗神经内分泌、抗心肌重塑等一系列作用。

规范使用方法：负荷量1.5～2μg/kg静脉缓推或不用负荷量，继0.0075～0.01μg·kg^{-1}·min^{-1}维持。

23. CRT治疗心力衰竭的作用机制是什么？其临床适应证是什么？

CRT指心脏再同步化治疗（cardiac resynchronization therapy）。

作用机制：协调左、右心室间及左室内的收缩，改善左室收缩功能，提高LVEF；调整房室间期，增加舒张期充盈时间，优化左室充盈；同步左室后侧壁收缩，减少功能性二尖瓣反流；长期可逆转左室重构；降低神经激素水平和改善心率变异性。

适应证：

充分的证据表明，心力衰竭患者在药物优化治疗至少3个月后仍存在以下情况应该进行CRT治疗，以改善症状及降低死亡率：

（1）窦性心律，QRS时限≥150毫秒，左束支传导阻滞（left bundle branch block，LBBB），LVEF≤35%的症状性心力衰竭患者（Ⅰ，A）。

（2）窦性心律，QRS时限≥150毫秒，非LBBB，LVEF≤35%的症状性心力衰竭患者（Ⅱa，B）。

（3）窦性心律，QRS时限130～149毫秒，LBBB，LVEF≤35%的症状性心力衰竭患者（Ⅰ，B）。

（4）窦性心律，QRS时限130～149毫秒，非LBBB，LVEF≤35%的症状性心力衰竭患者（Ⅱb，B）。

（5）需要高比例（>40%）心室起搏的HFrEF患者（Ⅰ，A）。

（6）对于QRS时限≥ 130毫秒，LVEF≤35%的心房颤动患者，如果心室率难控制，为确保双心室起搏可行房室结消融（Ⅱa，B）。

（7）已植入起搏器或ICD的HFrEF患者，心功能恶化伴高比例右心室起搏，可考虑升级到CRT（Ⅱb，B）。

24. 左西孟旦的作用机制是什么？其应用适应证是什么？如何规范用药？

作用机制：左西孟旦是钙增敏剂，与心肌肌钙蛋白C结合产生正性肌力作用，不影响心室舒张，还具有扩张血管作用。

适应证：正性肌力药物仅适用于心排出量低导致的持续低血压和（或）组织低灌注者，且已排除低血容量情况，即指南所定义的“湿冷型”患者。在明确有正性肌力药物使用适应证的心力衰竭患者中，左西孟旦在以下情况应作为首选：

（1）长期使用β受体阻滞剂的患者：因其发挥作用与β肾上腺素受体无关，对左西孟旦反应更好。

（2）缺血性心肌病或急性冠状动脉综合征的患者：左西孟旦具有扩张冠状动脉作用，不显著增加心肌氧耗，相较其他正性肌力药物可减少心肌缺血事件的发生，有改善患者预后趋势，尤其在急性冠状动脉综合征患者中优势明显。

（3）合并右心衰竭和（或）肺动脉高压的患者：左西孟旦具有扩张肺血管作用，可作为首选。

（4）合并心肾综合征的患者：左西孟旦具有扩张肾动脉、提高肾小球滤过率作用，有助于保护肾功能。

（5）脓毒性心肌病患者：左西孟旦有助于增加心排出量、改善血流动力学，必要时联合使用缩血管药物以维持血压和组织脏器灌注。合并感染性休克者，需要及时进行液体复苏，并动态监测容量。

（6）心脏外科术后患者：心脏外科术后患者常出现低心排出量，使用左西孟旦有助于增加心排出量，同时具有潜在的改善呼吸功能，帮助患者术后尽早撤除呼吸循环机械治疗。

（7）心源性休克患者：在去甲肾上腺素升压基础上，联合使用左西孟旦可进一步增强心肌收缩力，改善组织灌注。如药物治疗效果不佳，仍需考虑机械循环支持治疗。

（8）晚期心力衰竭患者间断使用：左西孟旦的活性代谢产物OR-1896具有持久作用。间断使用有助于改善生活质量，减少再住院。

规范使用方法：负荷量6～12 μg/kg静脉注射（＞10分钟），继以0.05～0.2 $\mu g \cdot kg^{-1} \cdot min^{-1}$静脉点滴维持24小时。

25. SGLT2抑制剂治疗心力衰竭的作用机制是什么？最新指南如何推荐？如何规范用药？

作用机制：

（1）SGLT2抑制剂治疗获益的传统潜在机制

①利尿、降压作用

有观点认为，通过利尿和降压作用，SGLT2抑制剂治疗可改善患者心血管结局。是否是这样呢？研究显示，在尿糖浓度增高的基础上，SGLT2抑制剂可促进钠离子向远曲小管的输送，进而增加尿钠排出、减少体内水钠潴留、降低体内血容量，产生渗透性利尿效果，但利尿程度及组成仍有待确定；此外，在袢利尿剂合用的情况下，渗透性利尿可改善心力衰竭患者结局，但机制尚不清楚。在高血糖的情况下，SGLT2抑制剂治疗中产生的糖尿是由过滤后和吸收的葡萄糖增加了2～3倍而引起。因此，与SGLT2抑制剂相关的糖尿和渗透性利尿取决于血糖浓度；那么，这将不能解释在正常血糖情况下心力衰竭患者中观察到的相似益处。尽管SGLT2抑制剂治疗与利尿和血浆量减少有关，但尚不清楚这些益处是否持续；既往研究显示，尽管心力衰竭状态有所改善，但慢性稳定性心力衰竭患者的血清N端B型尿钠肽前体（NT-proBNP）浓度未显现差异。此外，在DAPA-HF试验的随访期间，大多数参与者的利尿量没有变化，并且达格列净和安慰剂组的平均利尿量相似。

既往认为，与SGLT2抑制剂有关的降压作用继发于利尿及利钠之后，但考虑到在肾小球滤过率下降的情况下此种降压作用仍能存在，因此降压作用更可能继发于内皮功能的改善、动脉僵硬度的降低和交感神经活动的变化。最近的一项荟萃分析显示，SGLT2抑制剂治疗仅能产生适当的降压作用：估计血压降低2.46/1.46mmHg。对于此等血压的降低程度，尽管对于心血管疾病的预防具有一定益处，但不太可能是心血管疾病发病率和死亡率显著降低的原因。

②体重减轻、血糖控制改善

据推测，体重降低和血糖控制改善可能是SGLT2抑制剂治疗中显现的心脏保护作用产生的基础。然而，对此尚存在一些关键因素值得讨论。既往研究显示，SGLT2抑制剂治疗可通过胰高血糖素：胰岛素比例的增加，促进脂质动员，进而减轻体重，这被认为是与SGLT2抑制剂治疗带来的心力衰竭死亡率降低相关的机制之一。另有研究显示，在应用SGLT2抑制剂的2型糖尿病患者中，体重减轻总量为2.7kg；同时，对于糖尿病前期患者，体重同样出现了下降。但是，目前尚无证据支持在未合并糖尿病的情况下，SGLT2抑制剂的应用可引起心力衰竭患者的体重减轻。此外，在心力衰竭患者中肥胖症患病率虽然较高，但是关于体重减轻对心力衰竭患者心功能、生活质量和运动耐量改善的确凿证据很少。因此，仅凭体重减轻不能解释与SGLT2抑制剂有关的心力衰竭益处。

③血细胞比容增加

研究显示，SGLT2抑制剂治疗与肾脏促红细胞生成素生成、红细胞质量和血细胞比容增加有关。当前已有研究报道——促红细胞生成素达贝泊汀α（darbepoetin alfa）同样可引起血细胞比容类似的增加；但是，在左室收缩功能不全的患者未观察到心血管死亡获益。尽管如此，此种变化仍可能有助于心血管结局的改善。

总体而言，一些传统机制和公认的因素确实与心血管风险的降低有关。但是，在这些领域中，SGLT2抑制剂治疗显现的适度改善并不可为在大型临床试验中观察到的显著益处带来明晰的解释；仍需进一步探究SGLT2抑制剂治疗心血管获益所涉及的关键作用途径。

（2）SGLT2抑制剂临床获益的新型潜在机制

①心肌能量代谢改善

在正常生理状态下，近90%的心脏能量来自线粒体的氧化代谢，其中“供能物质”主要包括游离脂肪酸、葡萄糖，同时少部分来自乳酸、酮体和氨基酸。临床研究显示，当患者罹患2型糖尿病或心力衰竭时，往往存在脂肪酸氧化失调、葡萄糖摄取或氧化受损现象，可进一步引起心肌功能障碍。在这种“燃料选择限制”及低能量储备的情况下，酮体确实是一种“超级燃料”，相较于葡萄糖或游离脂肪酸，酮体可更为高效地合成ATP。值得注意的是，SGLT2抑制剂的应用可增加肝脏的合成，并减少尿酮，一定程度上可引起轻度和持续性的高酮血症。在此等状况下，β-羟基丁酸酯（酮体）会被心脏和肾脏自由摄取，并优先于脂肪酸和葡萄糖被氧化。既往一项研究显示，在小鼠心脏中，β-羟基丁酸酯可通过增加外部心脏工作、减少氧气消耗量，从而提升心脏效率。在此基础上，可做出一定假设：当心脏代谢从脂肪酸和葡萄糖氧化向酮体转移时，心脏运转效率可得到进一步改善，而SGLT2抑制剂治疗相关的心血管获益可能与这种能量代谢改变相关。

②心肌离子稳态改善

在心肌细胞水平，钙稳态的维持往往需要精细调节，这对于有效地激发收缩耦合至关重要。在收缩期，钙通过L型电压门控钙通道主动转运至心肌细胞中，并与肌浆网上的Ryanodine受体结合，导致“钙诱导的钙释放”。随后，钙敏感的收缩蛋白（肌钙蛋白C，肌钙蛋白NC）将会被激活，从而引起心肌收缩。研究显示，在2型糖尿病和心力衰竭情况下，钠氢交换剂1和SGLT1表达均会上调，可导致细胞内钠含量显著增加。在这种情况下，通过膜钠钙交换蛋白的钙内流，以及通过线粒体钠钙交换蛋白的钙外流（从线粒体进入细胞质）相应增加；升高的基线细胞内钙含量会进一步导致钙减少、心肌细胞中的肌浆网钙存储降低，从而抑制收缩功能。

系列研究显示，SGLT2抑制剂治疗可通过抑制糖尿病大鼠与小鼠心肌细胞中的钠氢交换剂1和SGLT1转运蛋白，降低心脏胞浆钠的含量，从而逆转钙超载；然而，这种对钠氢交换剂1和SGLT1的作用与糖尿病存在与否无关。以上发现表明，心肌钙处理的改变与糖尿病性心肌病和心力衰竭的发展有关，并且SGLT2抑制剂治疗可改善衰竭心肌的电化学特性，这可能有助于其心血管获益。当前，正在进行的一项临床试验（NCT04591639）将评估钙处理的改变在糖尿病性心肌病和心力衰竭中的作用，并确定SGLT2抑制剂治疗对心脏钙稳态的影响；本项研究中使用了一种称为锰增强磁共振成像（MRI）的新颖成像方法。一般情况下，锰可发挥钙类似物的作用，并且以锰为基础的造影剂的使用显著缩短心肌中T1弛豫时间；因此，T1缩短的速率可作为心肌钙处理的量度，这是该研究的主要终点。

③自噬

自噬是通过移除潜在危险成分并循环利用细胞成分作为对包括低氧和饥饿等代谢应激的适应性反应来维持细胞生理平衡的过程。线粒体作为细胞活性氧的来源，对细胞氧化应激和随后的炎症信号转导具有调节作用。研究显示，实验性诱导的自噬在心力衰竭中呈现有利的作用，可使得功能障碍的线粒体得到有效处理，进而降低氧化应激和炎症。自噬启动途径主要涉及腺苷一磷酸活化蛋白激酶（AMPK）、Sirtuin-1（SIRT1）和缺氧诱导因子（HIF-1α和HIF-2α）的激活。SGLT2抑制剂作为一种新型降糖药，当前相关研究已经显示SGLT2抑制剂治疗可上调AMPK、SIRT1和HIF-1α的表达。以上作用机制或许可以解释自噬现象以及与SGLT2抑制剂治疗相关的心血管益处。

④脂肪因子调节改变

瘦素、脂联素是脂肪组织特异表达的脂肪因子；这些“脂肪因子”对于食物摄入和能量稳态的调节至关重要，其中瘦素与多种肥胖相关的心血管疾病有关，而脂联素被认为具有心脏保护作用。由脂联素和瘦素调节改变引起的心外膜脂肪沉积是与心力衰竭发展有关的理论之一。研究显示，心力衰竭患者血清瘦素浓度升高，这与因心脏纤维化和发炎而造成的心脏重塑有关。

研究显示，SGLT2抑制剂可降低血清瘦素并增加脂联素浓度，从而可能提供一些心脏保护作用；这些作用很可能反映了继SGLT2抑制剂治疗后的全身性作用（包括体重降低和脂肪分解）所引起的变化。

SGLT2抑制剂治疗相关心血管获益的确切途径尚未建立，随着临床研究及动物试验等的不断涌现，新的机制可能会出现。在细胞水平上，SGLT2抑制作用可能会与其他关键途径相互作用或介导其他途径，从而促进心血管获益。因此，建立确切的获益机制是了解SGLT2抑制剂获益的关键，也可能会开辟新的、未探索的途径，从而为充分理解心力衰竭的病理生理学及潜在的未来新型治疗方法的发掘提供更为丰富的路径。

目前数项临床研究正在探索SGLT2抑制剂治疗的心血管获益的机制，例如对心脏重塑（NCT03871621）、脂解作用和心外膜脂肪厚度及性质的改变

（NCT04219124、NCT04167761和NCT02235298）、心肌钙处理（NCT04591639）和内生酮的生成（NCT03852901，NCT04219124）的影响；这些研究将会为与SGLT2抑制剂治疗相关的心脏保护作用所涉及的关键途径提供重要见解。

《AHA/ACC/HFSA心力衰竭管理指南（2022年）》推荐：

HFrEF（LVEF≤40%）：对于有症状的慢性HFrEF患者，无论是否存在2型糖尿病，推荐使用SGLT2i来降低心力衰竭住院和心血管死亡率。为Ⅱa类推荐。

HFmrEF（LVEF41%～49%）：在HFmrEF患者中，SGLT2i有助于降低心力衰竭住院率和心血管死亡率。针对射血分数轻度降低型心力衰竭（HFmrEF），SGLT2i作为新治疗药物推荐，为Ⅱa类推荐，ARNi/ACEi/ARB、MRA和β受体阻滞剂的推荐等级较低，为Ⅱb类推荐。

HFpEF（LVEF≥50%）：在HFpEF患者中，SGLT2i有助于降低心力衰竭住院率和心血管死亡率。针对射血分数保留型心力衰竭（HFpEF），SGLT2i为Ⅱa类推荐，MRA和ARNI均为Ⅱb类推荐。SGLT2i在HFpEF患者中应用的推荐同样也是基于上述的EMPEROR-Preserved研究，其在降低HFpEF患者心血管死亡或心力衰竭致再住院等方面的获益。

HFimpEF（既往LVEF≤40%，后续检查LVEF＞40%）《AHA/ACC/HFSA心力衰竭管理指南（2022年）》增加了“射血分数改善的心力衰竭（heart failure with improved ejection fraction，HFimpEF）”这一概念。对于既往诊断为HFrEF而当下左室射血分数（LVEF）＞40%，定义为HFimpEF，应继续按照HFrEF治疗。

SGLT2抑制剂是一类口服药物，目前国内已上市的SGLT2抑制剂包括恩格列净、达格列净、卡格列净和艾格列净，具体用法用量见表5-2。

表5-2　SGLT2抑制剂使用方法一览

药物名称	起始剂量	剂量递增	使用方法
恩格列净	10mg	耐受的患者，剂量可以增加至25mg	每日1次，口服，空腹或进食后给药
达格列净	5mg	能耐受且需要附加血糖控制的患者，剂量可增加至10mg，每日1次	每日1次，口服，早晨服用，不受进食限制
卡格列净	100mg	耐受100mg剂量、eGFR≥60mL/（min·1.73m^2）且需要额外血糖控制的患者，剂量可增加至300mg，每日1次	每日1次，口服，当天第一餐前服用
艾格列净	5mg	能耐受且需要附加血糖控制的患者，剂量可增加至15mg	每日1次，口服，早晨服用，空腹或餐后均可

26.《AHA/ACC/HFSA心力衰竭管理指南（2022年）》针对HFrEF，指南导向的药物治疗（GDMT）目前包括哪4类药物？

针对射血分数降低的心力衰竭（HFrEF）患者，指南导向的药物治疗（GDMT）目前包括4类：ARNI/ACEI/ARB、β受体阻滞剂、MRA（醛固酮受体拮抗剂）、SGLT2i。

27. 急性心力衰竭有哪些常见病因？其临床表现如何？

（1）急性心力衰竭的病因和诱因

对于急性心力衰竭患者，应积极查找病因和诱因。新发心力衰竭的常见病因为急性心肌坏死和（或）损伤（如急性冠状动脉综合征、重症心肌炎等）和急性血流动力学障碍（如急性瓣膜关闭不全、高血压危象、心包压塞）。慢性心力衰竭急性失代偿常有一个或多个诱因，如血压显著升高、急性冠状动脉综合征、心律失常、感染、治疗依从性差、急性肺栓塞、贫血、慢性阻塞性肺疾病（COPD）急性加重、围术期、肾功能恶化、甲状腺功能异常、药物（如非甾体类抗炎剂、皮质激素、负性肌力药物）等。

（2）临床表现

急性心力衰竭的临床表现是以肺瘀血、体循环瘀血以及组织器官低灌注为特征的各种症状及体征。

①病史、症状及体征：大多数患者既往有心血管疾病及心血管疾病危险因素。原心功能正常患者出现原因不明的疲乏或运动耐力明显减低，以及心率增加15～20次/分钟，可能是左心功能降低的最早期征兆。呼吸困难是最主要的表现，根据病情的严重程度表现为劳力性呼吸困难、夜间阵发性呼吸困难、端坐呼吸等。查体可发现心脏增大、舒张早期或中期奔马律、P2亢进、肺部干湿啰音、体循环瘀血体征（颈静脉充盈、肝颈静脉回流征阳性、下肢和骶部水肿、肝大、腹腔积液）。

②急性肺水肿：突发严重呼吸困难、端坐呼吸、烦躁不安，并有恐惧感，呼吸频率可达30～50次/分钟，咳嗽并咯出粉红色泡沫痰，心率快，心尖部常可闻及奔马律，两肺满布湿啰音和哮鸣音。

③心源性休克：在血容量充足的情况下存在低血压（收缩压＜90mmHg），伴

有组织低灌注的表现［尿量<0.5mL·kg^{-1}·h^{-1}、四肢湿冷、意识状态改变、血乳酸>2mmol/L、代谢性酸中毒（pH<7.35）］。

28. 急性心力衰竭治疗流程是什么？（图5–3）

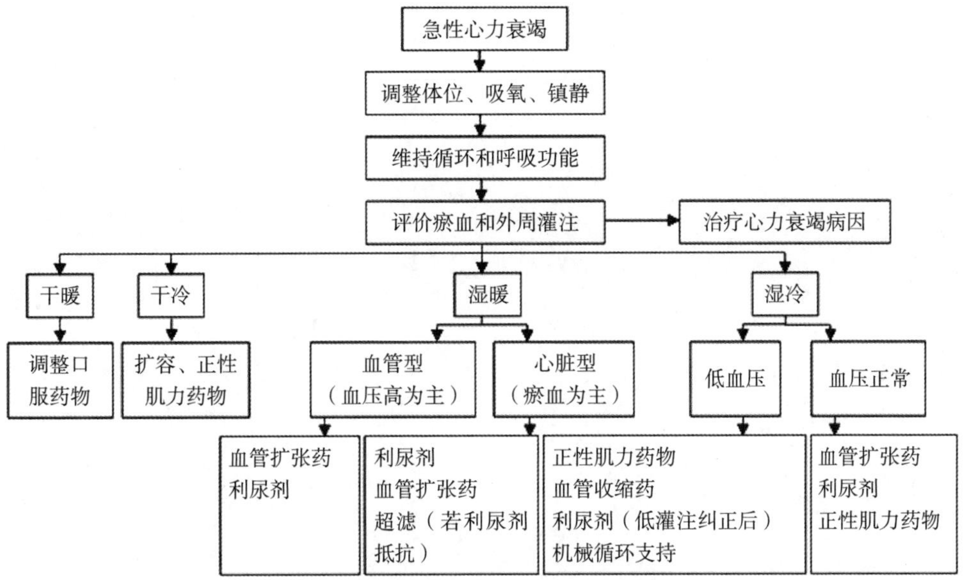

图5–3　急性心力衰竭治疗流程图

（姜镇、包博、韦伟、邢宇）

第六章　高血压合并血脂异常的诊断与治疗

1. 为什么对高血压患者要关注血脂异常?

高血压和血脂异常均为动脉粥样硬化性心脑血管疾病的重要危险因素，高血压伴有血脂异常显著增加心血管事件发生的风险。如果在控制高血压的同时，有效控制血脂异常，则会降低动脉粥样硬化性心血管疾病的发生率，降低心血管事件的发生率。

2. 什么是血脂?

血脂是血清中的胆固醇、甘油三酯和类脂（磷脂、糖脂、固醇、类固醇）等的总称。与临床密切相关的血脂主要是胆固醇和甘油三酯。在人体内胆固醇主要以游离胆固醇和胆固醇酯的形式存在，甘油三酯是甘油分子中的3个羟基被脂肪酸酯化而形成。血脂不溶于水，必须与特殊的蛋白质即载脂蛋白（apolipoprotein，Apo）结合形成脂蛋白才能溶于血液，被运输至组织进行代谢。

3. 什么是载脂蛋白?

载脂蛋白是脂蛋白中的蛋白质，因其具有与脂质结合并在血液中转运脂类至组织进行代谢的功能而命名。已发现有20多种Apo，常用的分类法是Alaupovic提出的ABC分类法，按载脂蛋白的组成分为Apo A、Apo B、Apo C、Apo D、Apo E。由于氨基酸组成的差异，每一型又可分若干亚型。例如，Apo A可分AⅠ、AⅡ、AⅣ；Apo B可分B48、B100；Apo C可分CⅠ、CⅡ、CⅢ；Apo E可分E2、E3和E4等。载脂蛋白具有许多重要的生理功能，如作为配基与脂蛋白受体结合、激活多种脂蛋白代谢相关酶等，对脂蛋白代谢起着决定性作用，并且参与动脉粥样硬化性疾病的发生发展。

另有一种特殊的载脂蛋白，即胆固醇酯转移蛋白（cholesterol ester transfer protein，CETP），参与胆固醇酯和TG在血浆脂蛋白中的转运。

4. 脂蛋白的分类有哪些?

血浆脂蛋白是由蛋白质（主要是载脂蛋白）和TG、胆固醇、磷脂等组成的球形大分子复合物。可依据脂蛋白的组成、分子量、颗粒大小、密度以及电荷强度，采用不同方法将脂蛋白分成许多种类，脂蛋白分离的方法主要包括电泳法和超速离心法，后者常用。经过超速离心法将血浆脂蛋白分为五大类：乳糜微粒（chylomicron，CM）、极低密度脂蛋白（very low density lipoprotein，VLDL）、中间密度脂蛋白（intermediate density lipoprotein，IDL）、低密度脂蛋白（low density lipoprotein，LDL）和高密度脂蛋白（high density lipoprotein，HDL）。这5类脂蛋白的密度依次增加，而颗粒则依次变小。此外，还有脂蛋白（a）［Lp（a）］，其与LDL不同之处在于包含特殊的载脂蛋白（a）［Apo（a）］。

5. 什么是富含甘油三酯脂蛋白?什么是富含胆固醇脂蛋白?

CM中TG含量在90%～95%，VLDL中TG含量在60%～65%。因此，CM和VLDL被称为富含甘油三酯脂蛋白。凡是引起CM和（或）VLDL升高的原因均可导致高甘油三酯血症。

LDL是血浆中胆固醇含量最多的一种脂蛋白，其胆固醇含量包括胆固醇和胆固醇酯占50%以上，血浆中胆固醇约70%存在于LDL中，因此LDL被称为富含胆固醇的脂蛋白。

6. 高脂蛋白血症如何分型?

早在1976年世界卫生组织（WHO）修改了Fredrickson提出的高脂蛋白血症分型，共分为6型，如Ⅰ、Ⅱa、Ⅱb、Ⅲ、Ⅳ和Ⅴ型（表6-1）。这种分型方法对指导临床上诊断和治疗高脂蛋白血症有很大的帮助，但也存在不足之处，其最明显的缺点是过于繁杂。从实用角度出发，血脂异常可进行简易的临床分型（表6-2）。

表6-1　WHO高脂血蛋白症分型法

分型	TC	TG	CM	VLDL	LDL	易发疾病
Ⅰ	↑→	↑↑	↑↑	↑↑	↑→	胰腺炎
Ⅱa	↑↑	→	→	→	↑↑	ASCVD
Ⅱb	↑↑	↑↑	→	↑	↑	ASCVD
Ⅲ	↑↑	↑↑	↑	↑	↓	ASCVD
Ⅳ	↑→	↑↑	→	↑↑	→	ASCVD
Ⅴ	↑	↑↑	↑↑	↑	↓→	胰腺炎

表6-2　血脂异常的临床分型

分型	TC	TG	HDL-C	相当于WHO表型
高胆固醇血症	增高			Ⅱa
高甘油三酯血症		增高		Ⅳ、Ⅰ
混合型高脂血症	增高	增高		Ⅱb、Ⅲ、Ⅳ、Ⅴ
低高密度脂蛋白血症			降低	

7. 高胆固醇血症的病因是什么？

临界和轻度高胆固醇血症（TC< 7.49，LDL-C<5.41mmol/L）：饮食胆固醇和饱和脂肪酸摄入增加、体重增加、年龄效应、妇女绝经等因素，有时合并遗传基因的异常，但大多数情况下，尚不能在分子水平认定这些异常相关的遗传基因缺陷或表观修饰等问题。

重度高胆固醇血症：血浆TC>7.5mmol/L，在成人中发病率为5/100，是由多种遗传基因异常所致，包括LDL分解代谢减低、LDL产生增加、LDL-Apo B代谢缺陷、LDL颗粒富含胆固醇酯等。目前已知的遗传基因异常包括LDL受体缺陷、Apo B100缺陷、前蛋白转换酶枯草杆菌蛋白酶PCSK9突变、Apo E、脂蛋白（a）异常，以及多基因遗传异常所致。

8. 血脂异常的临床表现是什么？

血脂异常可见于不同年龄、性别的人群，某些家族性血脂异常可发生于婴幼儿。血脂异常的临床表现主要包括：

（1）黄色瘤、早发性角膜环和高脂血症眼底改变

由于脂质局部沉积所引起，其中以黄色瘤较为常见。黄色瘤是一种异常的局限性皮肤隆起，颜色可为黄色、橘黄色或棕红色，多呈结节、斑块或丘疹形状，质地一般柔软，最常见的是眼睑周围扁平黄色瘤。早发性角膜环出现于40岁以下，多伴有血脂异常。严重的高甘油三酯血症可产生高脂血症眼底改变。

（2）动脉粥样硬化

脂质在血管内皮沉积引起动脉粥样硬化，引起早发、进展迅速的心脑血管和周围血管病变。某些家族性血脂异常可于青春期前发生冠心病，甚至心肌梗死。

血脂异常可作为代谢综合征的一部分，常与肥胖、高血压、冠心病、糖耐量异常或糖尿病等疾病同时存在或先后发生。严重的高胆固醇血症有时可出现游走性多关节炎。严重的高甘油三酯血症可引起急性胰腺炎，应予重视。

9. 什么是致动脉粥样硬化的血脂异常？为什么说LDL-C是动脉粥样硬化的核心致病因素？

2008年R3i（Residual Risk Reduction Initiative：R3i，残余风险减少发起机构）提出了致动脉粥样硬化血脂异常，特指高TG和低HDL-C，常伴有Apo B和非HDL-C升高，在心血管疾病、2型糖尿病、肥胖和代谢综合征患者中非常常见，与大血管、微血管疾病残余风险密切相关。

LDL颗粒比VLDL小、密度比VLDL高、胆固醇所占比例高，Apo B100占其Apo含量的95%。LDL的主要功能是将胆固醇转运到肝外组织，为导致动脉粥样硬化的重要脂蛋白。经过氧化或其他化学修饰后的LDL，具有更强的致动脉粥样硬化作用。LDL为异质性颗粒，其中LDL3为小而致密的LDL。由于小颗粒LDL容易进入动脉壁内，且更容易被氧化修饰，所以具有更强的致动脉粥样硬化作用。重要的是在动物实验、人体动脉粥样斑块的组织病理学研究、临床上冠心病及其他动脉粥样硬化性疾病患者的血脂水平、遗传性高脂血症易早发冠心病、流行病学研究中的发现以及大规模临床降脂治疗试验的结果等充分验证了胆固醇，尤其是LDL-C在动脉粥样硬化的病变发生发展中的核心致病作用。

10.《中国成人血脂异常防治指南（2016年）》如何进行血脂异常危险分层？

（1）极高危患者：所有的动脉粥样硬化心血管疾病（ASCVD）患者。

（2）高危患者：

①糖尿病患者，LDL-C≥1.8mmol/L或TC：3.1～7.2mmol/L且年龄≥40岁。

②高血压患者，LDL-C≥2.6mmol/L，合并2个及以上危险因素。

③高血压患者，合并≥1.8mmol/L，合并3个及以上危险因素。

④LDL-C≥4.9mmol/L。

（3）极高危、高危以外的其他人群。

11.《中国胆固醇教育计划调脂治疗降低心血管事件专家建议（2019）》如何界定超高危ASCVD人群？

ASCVD的全称是动脉粥样硬化性心血管疾病(atherosclerotic cardiovascular disease)。ASCVD患者并存以下情况之一，专家建议推荐为超高危患者：

（1）复发的ASCVD。

（2）冠状动脉多支血管病变。

（3）近期ACS。

（4）心、脑或外周多血管床动脉粥样硬化性血管疾病。

（5）LDL-C≥4.9mmol/L（190mg/dL）。

（6）糖尿病。

12. 不同危险分层血脂异常人群LDL-C目标值是如何划定的？

超高危患者：LDL-C＜1.4mmol/L，或较基线LDL-C水平下降≥50%。

极高危患者：LDL-C＜1.8mmol/L，或较基线LDL-C水平下降≥50%。

高危患者：LDL-C＜2.6mmol/L。

中低危患者：LDL-C≤3.4mmol/L。

13. 他汀类（HMG-COA还原酶抑制剂）药物的作用机制是什么？其有哪些作用及副作用？

他汀类药物竞争性抑制体内胆固醇合成过程中限速酶三羟甲基戊二酰辅酶A（HMG-CoA）还原酶活性，从而抑制肝细胞胆固醇的合成，继而上调其细胞表面的LDL受体，加速血浆LDL的分解代谢。主要降低血清TC和LDL-C，也在一定程度上降低TG和VLDL，轻度升高HDL-C水平。适应证为高胆固醇血症和以胆固醇升高为主的混合性高脂血症。

他汀类药物长期应用安全性良好，副作用较少，少数患者出现胃肠道反应、转氨酶升高、肌肉疼痛、血清肌酸激酶升高，极少严重者横纹肌溶解而致急性肾衰竭。他汀类与其他调脂药（如贝特类、烟酸等）合用时应特别小心；不宜与环孢霉素、雷公藤、环磷酰胺、大环内酯类抗生素以及吡咯类抗真菌药（如酮康唑）等合用。儿童、孕妇、哺乳期妇女和准备生育的妇女不宜服用。

14. 胆固醇吸收抑制剂的作用机制是什么？其副作用有哪些？

目前临床应用的胆固醇吸收抑制剂是依折麦布，主要通过抑制小肠绒毛细胞的刷状缘上的NPC1L1转运蛋白的活性，从而抑制胆固醇外源性的吸收途径，使经肠道吸收和转运到达肝脏的胆固醇减少，肝细胞内胆固醇水平下降，进而促进肝细胞LDL受体表达增加，加速LDL-C的代谢，最终可降低血清LDL-C水平。依折麦布联合他汀类药物治疗，可以显著增加他汀类药物降低LDL-C水平达18%，相当于他汀类药物3倍剂量所带来的临床效果。目前临床研究证实依折麦布联合标准剂量他汀类药物治疗在心血管疾病人群中显著降低了主要心血管终点事件，且安全性良好。

适应人群：①与常规剂量他汀类药物联合用于急性冠脉综合征患者或慢性肾病患者预防心血管事件。②经常规剂量他汀类药物治疗，胆固醇水平仍不达标者，可联合他汀类药物使用。③他汀类药物不耐受或不适合者，可单独应用依折麦布。④高TG的混合型血脂异常患者，依折麦布可联合非诺贝特。⑤纯合子家族性高胆固醇血症，可联合依折麦布与他汀类药物治疗。⑥纯合子谷甾醇血症患者。

依折麦布副作用少且轻微，以头痛、腹痛、腹泻常见，一般不需特殊处理。禁用于已知对此药及其添加剂过敏者、活动性肝病、不明原因转氨酶持续升高者。

15. 他汀类药物降胆固醇的强度是如何划定的？（表6-3）

表6-3 《中国成人血脂异常防治指南（2016年）》对他汀类药物强度的建议

高强度（每日剂量可降低LDL-C ≥ 50%）	中等强度（每日剂量可降低LDL-C 25% ~ 50%）
阿托伐他汀40 ~ 80mg 瑞舒伐他汀20mg	阿托伐他汀10 ~ 20mg 瑞舒伐他汀5 ~ 10mg 氟伐他汀80mg 洛伐他汀40mg 匹伐他汀2 ~ 4mg 普伐他汀40mg 辛伐他汀20 ~ 40mg 血脂康 1.2g

16. PCSK9抑制剂的作用机制是什么？有哪些代表药？降胆固醇强度如何？

PCSK9（前蛋白转化酶枯草溶血素9）是一种由甾醇调控结合蛋白（SREBPS）转录控制的分泌型丝氨酸蛋白酶，与肝细胞上LDL受体（LDL-R）产生相互作用，血浆中的PCSK9与LDL-C颗粒结合所形成的复合体通过胞饮作用进入细胞内，溶酶体则将LDL-R和LDL-C复合体全部降解，导致肝细胞表面上LDL-R减少，肝细胞对LDL-C颗粒清除能力下降。因而PCSK9能够强力调控血浆LDL-C水平。PCSK9抑制剂（依洛尤单抗、阿利西尤单抗）通过抑制PCSK9上述作用，上调肝细胞表面的LDL-C数量，达到增强对LDL-C的代谢作用。

代表药：依洛尤单抗、阿利西尤单抗。

目前临床研究显示，在他汀类药物治疗基础上，加用PCSK9抑制剂，可使LDL-C下降59%～75%。

17. 高血压患者合并血脂异常诊断、治疗中关注点有哪些？

（1）高血压患者诊断明确后，要评估是否合并血脂异常等其他ASCVD易患因素。

（2）对血脂异常患者进行危险分层，根据不同危险分层LDL-C目标值进行治疗。

（3）他汀类药物是降胆固醇治疗的基础药物，必要时可联合胆固醇吸收抑制剂（依折麦布）或PCSK9抑制剂。

（4）降压、降胆固醇要双达标。

（5）健康的生活方式要贯穿治疗的始终。

（6）定期随访，关注药物副作用。

（栗印军、管笑丹、步佳琳）

第七章　高血压的非药物治疗

1. 高血压的非药物治疗中生活方式干预有哪些?

（1）《中国高血压防治指南（2018年）》建议减少钠盐摄入，每人每日食盐摄入量逐步降至<6g，增加钾摄入。《中国高血压临床实践指南（2022年）》推荐高血压患者在减少钠盐摄入的同时，用富钾、低钠盐替代普通食盐，每日食盐摄入量控制在5g以下。

（2）合理膳食，平衡膳食。

（3）控制体重，使BMI（body mass index，身体质量指数，计算公式为BMI=体重÷身高^2，体重单位为千克，身高单位为米）<24；腰围：男性<90cm；女性<85cm。

（4）不吸烟，彻底戒烟，避免被动吸烟。

（5）不饮或限制饮酒。

（6）增加运动，中等强度，每周4~7次，每次持续30~60分钟。

（7）减轻精神压力，保持心理平衡。

2. 高血压患者应如何限盐饮食?

我国居民的膳食中75.8%的钠来自家庭烹饪用盐，其次为高盐调味品。随着饮食模式的改变，加工食品中的钠盐也将成为重要的钠盐摄入途径。为了预防高血压和降低高血压患者的血压，钠的摄入量减少至2400mg/d［6g氯化钠，《中国高血压防治指南（2018年）》建议］。所有高血压患者均应采取各种措施，限制钠盐摄入量。主要措施包括：

（1）减少烹调用盐及含钠高的调味品（包括味精、酱油）。

（2）避免或减少含钠盐较高的加工食品，如咸菜、火腿、各类炒货和腌制品。

（3）建议在烹调时尽可能使用定量盐勺，以起到警示的作用。

3. 高血压患者如何合理膳食？

合理膳食模式可降低高血压、心血管疾病的发生风险。建议高血压患者和有进展为高血压风险的血压正常者，饮食以水果、蔬菜、低脂奶制品、高纤维素的全谷物、植物来源的蛋白质为主，减少饱和脂肪和胆固醇摄入。防治高血压饮食法（Dietary Approaches to Stop Hypertension，DASH）富含新鲜蔬菜、水果、低脂（或脱脂）乳制品、禽肉、鱼、大豆和坚果、少糖、不含糖饮料和红肉，其饱和脂肪和胆固醇水平低，富含钾、镁、钙等微量元素、优质蛋白质和纤维素。在高血压患者中，DASH饮食法可分别降低：SBP 11.4mmHg，DBP 5.5mmHg；一般人群可降低：SBP 6.74mmHg，DBP 3.54mmHg；高血压患者控制热量摄入，血压降幅更大。依从DASH饮食能够有效降低冠心病和脑卒中的风险。

4. 高血压患者如何进行体重管理？

推荐将体重维持在健康范围内（BMI：18.5～23.9kg/m^2；腰围：男性＜90cm，女性＜85cm）。建议所有超重和肥胖患者减重。控制体重，包括控制能量摄入、增加体力活动和行为干预。在膳食平衡基础上减少每日总热量摄入，控制高热量食物（高脂肪食物、含糖饮料和酒类等）的摄入，适当控制碳水化合物的摄入；提倡进行规律的、中等强度的有氧运动，减少久坐时间。此外，行为疗法，如建立节食意识、制订用餐计划、记录摄入食物种类和重量、计算热量等，对减轻体重有一定帮助。对于综合生活方式干预减重效果不理想者，推荐使用药物治疗或手术治疗。对特殊人群，如哺乳期妇女和老年人，应视具体情况采用个体化减重措施。减重计划应长期坚持，速度因人而异，不可急于求成。建议将目标定为1年内体重减少初始体重的5%～10%。

5. 高血压患者应如何制订运动处方？

运动可以改善血压水平。有氧运动平均降低：SBP 3.84mmHg，DBP 2.58 mmHg。队列研究发现，高血压患者定期锻炼可降低心血管死亡和全因死亡风险。

因此，建议非高血压人群（为降低高血压发生风险）或高血压患者（为降低血压），除日常生活的活动外，每周4～7日，每日累计30～60分钟的中等强度运动（如步行、慢跑、骑自行车、游泳等）。运动形式可采取有氧、阻抗和伸展等。以有氧运动为主，无氧运动作为补充。运动强度须因人而异，常用运动时最大心率来评估运动强度，中等强度运动为能达到最大心率［最大心率（次/分钟）= 220-年龄］的60%～70%的运动。高危患者运动前需进行综合评估（如运动心肺评估）。

6. 高血压患者的运动强度如何分类？

运动强度一般可以用最大摄氧量（VO_2max）和最大心率（HRmax）的百分比及代谢当量（MET）3种客观的方法，以及主观Borg评分的数值来决定（表7-1）。

表7-1　运动强度的分类

运动强度	有氧运动						Borg评分
	氧消耗指标		METs指标				
	VO_2max（%）	HRmax（%）	青年（20～39岁）	中年（40～64岁）	老年（65～79岁）	超高龄（≥80岁）	
非常低强度	<20	<35	<2.4	<2.0	<1.6	<1.0	<10
低强度	20～39	35～54	2.4～4.7	2.0～3.9	1.6～3.1	1.1～1.9	10～11
中等强度	40～59	55～69	4.8～7.1	4.0～5.9	3.2～4.7	2.0～2.9	12～13
高强度	60～84	70～89	7.2～10.1	6.0～8.4	4.8～6.7	3.0～4.25	14～16
非常高强度	≥85	≥90	≥10.2	≥8.5	≥6.8	≥4.25	17～19
最大强度	100	100	12.0	10.0	8.0	5.0	20

注：HRmax=220-年龄；1MET代谢当量=3.5mL/（kg·min）摄氧量，定义为每千克体重，从事1分钟活动，消耗3.5mL的氧，其活动强度称为1MET。1MET的活动强度只比健康成年人的基础代谢稍高一些，相当于健康成年人安静坐着时的代谢水平。任何人从事任何强度活动时，都可以测出其吸氧量，进一步计算出每分钟、每千克体重的吸氧量，即可折合为相当于多少MET值，以其表示该活动的强度。另一方面，任何人尽力活动时所能达到的吸氧量水平，也可以用MET表示其大小，用来评定其心脏功能的好坏

7. 儿童与青少年高血压的非药物治疗方案是什么？

儿童与青少年高血压患儿应首先改善生活方式并贯穿始终，包括：

（1）肥胖患儿应控制体重，在保证身高发育的同时，延缓BMI上升趋势，降低体脂肪含量。

（2）增加有氧和抗阻力运动，减少静态活动时间。

（3）调整膳食结构及品种多样化，控制总能量及脂肪供能比；按照WHO针对儿童的建议标准，控制膳食盐和含糖饮料的摄入，养成健康饮食习惯。

（4）避免持续性精神紧张状态。

（5）保证足够睡眠时间等。多数患儿经过生活方式干预后，其血压可达到控制标准。

与此同时，每年监测血压变化。对血压持续偏高患儿，可采用动态血压监测，识别白大衣性高血压，了解血压的昼夜规律。

8. 妊娠高血压患者的非药物治疗有哪些？

非药物治疗包括适当活动、情绪放松、适当控制体重、保证充足睡眠等。推荐摄盐量控制到6g/d（尿钠排出量100mmol/d），但不应过度限盐，以免导致低血容量，影响胎盘循环。

9. 如何对OSAS合并高血压患者进行非药物治疗？

阻塞性睡眠呼吸暂停综合征（OSAS）包括睡眠期间上呼吸道肌肉塌陷，呼吸暂停或口鼻气流量大幅度减低，导致间歇性低氧、睡眠片段化、交感神经过度兴奋、神经体液调节障碍等。该类患者中高血压的发病率为35%～80%。生活模式改良是治疗的基础，包括减重、适当运动、戒烟限酒、侧卧睡眠等；对轻度OSAS的患者，建议行口腔矫正器治疗；轻度OSAS但症状明显（如白天嗜睡、认知障碍、抑郁等）或并发心脑血管疾病和糖尿病等的患者，以及中、重度 OSAS 患者（呼吸暂停低通气指数AHI＞15次/小时），建议给予无创通气（CPAP）治疗。

10. 心脏康复对高血压患者的治疗意义是什么？

心脏康复对于高血压患者有着非常好的治疗和康复效果，心脏康复是一个全面的和全程的团队医疗作业的过程。通过五大处方即药物处方、运动处方、营养处方、心理处方（含睡眠管理）、患者教育（危险因素管理和戒烟）的联合作用，为高血压患者提供心理、生物、社会等多方面、长期综合的管理服务和关爱。减少并发症、再发病率，提高运动耐量和肌肉功能，改善心肺功能，控制危险因素，解除焦虑、抑郁等心理压力，提高生活质量，全面改善生命预后。

11. 非药物治疗方案能使血压下降多少？

非药物治疗方案是高血压及其并发心血管疾病治疗的基石。每名患者都应该认真执行非药物治疗方案并贯穿整个治疗的始终。非药物治疗方案虽然比较复杂，但这些治疗措施的临床效果非常明显。据研究非药物治疗措施实施后，患者的血压常可明显降低，有时患者用药量也开始明显减少。因此，我国和世界上许多国家的高血压指南都强调了非药物治疗的重要性。下面简单介绍一下常用的几种非药物治疗方案对高血压和正常人群收缩压的影响。

（1）减重：减轻体重是我们最为关注的非药物方案之一。体重是反映人体健康状况的重要标志之一。过胖和过瘦都不利于健康，不同体型的大量统计资料表明，反映正常体重较理想和简单的指标是身体质量指数（BMI）。

计算方法一：BMI=体重（kg）÷身高（m）的平方（单位：kg/m^2）。

中国人群正常参考值：18.5～23.9；超重：24.0～27.9；肥胖：≥28.0。

计算方法二：

标准体重（kg）=身高（m）的平方×标准系数（男22，女20）。±10%为正常体重，±10%～20%为偏重或偏轻，±20%以上为肥胖或体重不足。

计算方法三：

标准体重（kg）=身高（cm）-105。±10%为正常，>20%为超重，20%～30%为轻度肥胖，30%～50%为中度肥胖，>50%为重度肥胖。

以上计算方法不适用于儿童和身高过小的人群。

减重最佳目标是达到理想体重，对于多数超重成人应至少减重1kg。据研究，体重每减少1kg，血压下降约1mmHg。有效的减重方案可使高血压患者SBP下降5mmHg，血压正常人群SBP下降2～3mmHg。

（2）健康饮食：食物多样，粗细搭配，谷类为主；多吃新鲜蔬菜水果和薯类，每日有奶类、豆制品，常吃鱼、禽、蛋和瘦肉；少盐少脂，三餐分配合理。DASH饮食法是由美国1997年的一项大型高血压防治计划发展出来的饮食方案。该饮食法富含水果、蔬菜、全谷物和低脂乳制品，维持足够的钾、镁、钙等离子的摄取，减少饱和脂肪和总脂肪的摄入，拒绝饭后甜点。可使高血压患者SBP降低11mmHg。血压正常人群SBP下降3mmHg。

（3）限盐：盐摄入过多主要通过增加容量负荷，使血压升高。世界卫生组织和我国《膳食指南》建议成人食盐量≤6g/d，最佳目标<1500mg/d，成人至少减少1000mg/d。可使高血压患者SBP降低5～6mmHg，血压正常人群SBP降低2～3mmHg。我国人群中盐敏感者的比例相对较高，因此，控制盐的摄入可有效提高我国高血压

防治效果。

（4）增加钾摄入：粮食中荞麦、玉米、大豆等富含钾元素；水果中香蕉、无花果等含钾元素较丰富；蔬菜中以菠菜、苋菜、香菜、油菜、甘蓝、芹菜、大葱、莴笋、马铃薯、山药、豌豆等含钾元素较多。也可直接采用枸橼酸钾或氯化钾缓释片等口服补充。目标3500～5000mg/d，最好是食用富含钾的食物。可使高血压患者SBP降低4～5mmHg，血压正常人群SBP降低2mmHg。

（5）运动：选择自己感兴趣的运动项目，步行、游泳、骑自行车等应该是锻炼计划的核心。一些力量训练对控制血压也有益，但要避免举重物和屏住呼吸。运动是长期计划，不要指望短期或几次运动就会取得明显效果，要持之以恒。有氧运动90～150分钟/周，心率储备65%～75%。可使高血压患者SBP降低5～8mmHg，血压正常人群SBP降低2～4mmHg。

适当设计的阻力训练可以改善肌肉力量和功能或者说是能改善老年人的体能并缓解肌肉力量的下降，有助于恢复和发展肌力。大家熟悉的动态阻力运动包括俯卧撑、哑铃、杠铃等项目。动态阻力运动90～150分钟/周，最多50%～80%，10次重复动作/组，3组/训练，6次训练。可使高血压患者SBP降低4mmHg，血压正常人群SBP降低2mmHg。

等长阻力运动，如蹲马步、举重、倒立等。建议：2分钟/组（握力），做4组，每组之间休息1分钟，最大自主收缩30%～40%，3次/周，8～10周。可使高血压患者SBP降低4mmHg，血压正常人群SBP降低3mmHg。

注意：选择动态阻力和等长阻力运动时尽量避免屏气、用力过猛。

（6）适度饮酒：未饮过酒者，应避免饮酒。饮酒者减少饮用量，男性≤2 drinks/d，女性≤1 drinks/d（1 drinks含14g纯酒精）。或啤酒、黄酒≤250mL，果酒≤200mL，葡萄酒≤100mL，白酒≤50mL（大概数据）。可使高血压患者SBP降低4mmHg，血压正常人群SBP降低3mmHg。酒精摄入量平均减少67%，SBP下降3.31mmHg，DBP下降2.04mmHg。

（7）戒烟：吸烟不仅对气管、支气管和肺组织都有不利影响，对心血管系统的不良影响也逐渐受到重视。有研究表明，在6种生活方式（体育锻炼、戒烟、无腹型肥胖、戒酒或适量饮酒、健康饮食和低钠高钾摄入）中只有体育锻炼和戒烟2项是心血管预后的独立影响因素。但保持健康生活方式数目越多，发生心血管事件的风险越低。有研究认为戒烟可使高血压患者血压降低10～15mmHg。

12. 高血压患者制订运动处方的程序有哪些？

（1）身体检查测试

检查测试通常包括两个方面：一是对参加体育锻炼的慢性疾病患者进行健康诊断；二是进行运动负荷实验。诊断和实验的指标包括身高、体重、血压、心电图、心肺功能、血液和尿液的化验等。诊断是为运动安全提供科学依据。

（2）分析比较

将测试所得的数据进行处理分析，得出受测试人各项测试结果，数据尽可能地具有代表性。然后将数据与健康测试数据进行比较，根据实际情况锁定发展方向，制订处方。

（3）制订处方

制订处方要根据场地、器材条件和处方对象实际情况制订运动处方的内容。同时要考虑运动者的生理特点和心理倾向。不同年龄和性格的人对同样的练习、同样的强度产生不同的刺激效果；同样的练习对不同心理适应程度的人也会产生不同的效果。处方运动负荷的安排可以根据前文中所述的锻炼方法来进行。

（4）实施处方

实施运动处方时要注意练习者练习时的各种反应，及时了解心理变化，适当调节运动处方教学的练习，始终使练习者处于最佳状态。同样的练习，当练习者喜欢做时和不喜欢做时，效果差别很大。

（5）再测试

再测试的项目可以比最初测试时减少。在此应该说明的是，完整的测试方法应该是将最初的测试项目再重新进行测试。但是，实施运动处方的目标时，只是针对某一项或几项运动能力和肌能状况，最初的全面检测就是找出差距、寻找不足、制订处方的手段，而与运动处方密切相关的项目测试才是实验所需的数据。这些项目在实验前后必须测试，以便做到阶段性地检查运动处方实施的效果。另一方面，减少测试项目也是为了避免动用过多的人力、物力和财力，达到提高效率的目的。

（6）调整处方

根据再测试后数据分析的结果及实施处方教学过程中练习者的情绪反应、对处方的主动程度、处方内容、实施方法、生理负荷量等进行适当调整，以保证练习者始终以积极、主动的精神参与运动处方教学活动。

13. 高血压患者运动康复的注意事项有哪些？

（1）运动前应做热身运动。如慢跑、关节伸展操等，以5～10分钟为宜。

（2）做关节伸展动作时，必须要缓慢而有规律，不要过度伸展而有拉痛的感觉；如轻微的疼痛应即刻停止。做伸展活动时，应尽量伸展10～15秒后才收回。

（3）运动后，应继续5～10分钟的缓和运动，以帮助血液从运动肌肉群中的外周流回心脏，排除乳酸，缓慢呼出二氧化碳等。

（4）注意气候的变化。夏天最适当的运动时间是在早上9点以前或下午6—7点以后，以避免流汗过多而脱水或中暑。在运动前应喝1～2杯的温开水。最好穿短袖的T恤衫和短裤，颜色以浅色或白色为宜。

（5）户外运动者应注意车辆和小狗的干扰，室内运动者应注意运动器材的维护，以避免意外伤害等。

（6）如遇寒流来临，运动者可戴毛帽和棉织手套，以避免手冷或着凉。如遇大风气温又低时（18℃～19℃）可能会造成体温过低、皮肤冻疮或瘙痒等。在寒冬环境中，运动量必须减少5%～10%，或让心率值减低10～15次/分钟，这已相当于平常的运动负荷目标。

14. 食物或环境等对血压产生的影响有哪些？

根据目前世界上一些国家控制高血压方面的研究成果，医生向高血压患者提出了以下一些行之有效的控制血压的方法：

（1）早餐时吃些甜瓜和酸奶。甜瓜和酸奶矿物质钾的含量较高，有助于控制血压。一项对2600人进行跟踪研究的结果表明，1周中至少6日，每日吃含1g钾的食物，如1个马铃薯、1只大香蕉和226g牛奶，5周后血压可下降4mmHg。

（2）多喝橙汁。橙汁含丰富的维生素C。英国医学工作者对641名成年人的血液进行化验后发现，血液中维生素C含量越高的人，其动脉的血压越低。这些研究人员认为，维生素C有助于血管扩张。每日服用60mg维生素C片，或者多吃些蔬菜、胡椒、柠檬和其他酸味水果，也可起同样作用。

（3）清晨避免过度疲劳。一般来说，心脏病往往在早晨发作，原因之一是在上午11点前，人的血压至少比其他时间高出5mmHg。为了避免疲劳，周末尽量少参加那些令人感到疲惫的聚会。每日工作结束后，把书房或办公室收拾得井井有条，以免第二天早上看到纷乱的工作场所，影响情绪，导致血压上升。此外工作室保持窗明几净，也会使人心情舒畅。

（4）少喝咖啡。根据拉克大学的一项研究，一天之内，若口服相当于两杯咖啡的咖啡因，人的血压就会上升2～3mmHg。咖啡因可使血管收缩，导致血压升高。

（5）经常吃些大蒜。每日吃2～3瓣大蒜，是降压最好的简易办法，对一组415人的研究调查表明，食用600～900mg蒜泥，平均降压11mmHg。大蒜可帮助保持体内一种酶的适当数量而避免出现高血压。

（6）多吃鲑鱼。体重超量的人每日食113g鲑鱼，4个月血压可下降 6mmHg，因为鱼肉中所含的蛋白质和脂肪酸有助于保持动脉的弹性。此外，经常食用鱼肉还可减轻体重，至少不会使躯体臃肿。

（7）不要把面包作为晚餐的主食。白面包中的小麦面粉将增加体内的胰岛素，而后者在数小时之内就可使血压升高。一项研究发现，血液中含胰岛素高的人患高血压的可能性是普通人的3倍。

（8）每日喝几杯脱脂牛奶补充钙。每日补充1g钙，8周可使血压下降1～2mmHg，因为钙可使动脉管壁保持柔软性。

（9）午饭后到户外散步。德国的一项研究结果说，到户外晒10分钟太阳，血压可下降6mmHg。紫外线照射可使机体产生一种营养素即维生素D_3，维生素D_3与钙相互影响可控制动脉血压。

（10）在安静的环境里工作。一个研究小组曾对118人进行试验，结果发现，当人们处在喧闹的工作环境中时，血压平均上升4mmHg，即使嘈杂声持续时间短，血压同样也会上升。研究人员还做了一项试验：100个人每日沉思冥想20分钟，12个月后再测压时，这些人的血压平均下降了11mmHg。如果不喜欢静下来沉思，可以买一个鱼缸，观赏热带鱼也有降低血压的效果。

15. 家庭监测血压如何选择血压计?

目前市面上的血压计种类庞杂，常见的有如下几种：上臂式自动电子血压计、腕式血压计、手指式血压计、汞柱式血压计。不同的血压计特点不同，对测量者的要求差别也很大。要选择经过标准化验证的血压计，并定期校准，每年至少1次。其中上臂式全自动电子血压计准确性和重复性较好、临床研究证据较多、测量方法简单，优先推荐用于家庭血压测量。

16. 如何进行家庭自测血压?

家庭自我测量血压简称自测血压，受测者在诊室外的其他环境所测量的血压，一般指家庭自测血压。不同国家和地区对家庭血压测量频率与时间的建议有着细微差别。自测血压可获取日常生活状态下的血压信息。可帮助排除白大衣性高血压（有些患者在医生诊室测量时血压升高但医务人员不在场时血压正常）、检出隐蔽性高血压，对增强患者诊治的主动参与性、改善患者治疗依从性等方面具有优点，现已作为测量血压的方式之一。但对于精神焦虑或根据血压读数常自行改变治疗方案的患者，不建议自测血压。

我国的专家共识推荐：家庭血压监测时，应每日早（起床后）、晚（上床睡觉前）各测量2～3次，间隔1分钟，取平均值。初诊患者，治疗早期或虽经治疗但血压尚未达标或不稳定者，应在就诊前连续测量5～7日；血压控制良好时，每周测量1日。

通常，早上的血压较高，晚上的血压较低。早上测量应在起床后的数小时内进行，但应在早上服用降压药物之前。进食有时会显著影响血压，因此，应尽可能在早饭前测量血压。测压前应排空膀胱。与早上测量相比，晚上测量的条件更加难以控制，建议测量晚饭后、洗浴后、服药后的“就寝前血压”。

对新诊断的高血压，建议家庭自测血压连续7日，每日早、晚各1次，每次测量3遍；去掉第一天血压值，仅计算后6日血压值，根据后6日血压平均值，为治疗决定提供参考。血压稳定后，建议每周固定一天自测血压，于早上起床后1小时，服降压药前测坐位血压。血压不稳定或未达标的，建议增加自测血压的频率。一般而言，自测血压值低于诊室血压值。正常上限参考值为135/85mmHg。

17. 高血压的物理治疗方法有哪些?

（1）电疗法：包括高压低频电疗法，静电疗法，脉冲超短波疗法。

（2）磁疗法：包括敷磁法，耳磁法，磁疗表带法，磁疗项链法，磁疗保健鞋法，磁处理水疗法，旋磁法。

（3）生物反馈疗法：第一阶段：放松训练；第二阶段：肌电生物反馈仪治疗。

（4）运动疗法：包括运动强度，运动频度，运动时间，运动形式。

（5）温泉水疗：采用浸浴水疗，使机体浸入34.5～35℃恒温水中，20～30分钟/次，1～2次/日，4周为一疗程。

（6）传统医学物理疗法：包括针灸疗法，按摩疗法，太极拳疗法。

18. 高血压可以通过手术的方法治疗吗？

医生一直在探索手术治疗高血压。早在1938年，就有了外科通过切除肾动脉的交感神经来治疗高血压的手术，纳入1226例患者，降压效果明显。只是术后死亡率接近2.5%，因为安全性低，被医生放弃。几十年来，随着医学的进步、微创手术的成熟，RDN技术于2009年首次由Krumm用于治疗顽固性高血压。随着技术的进步，越来越多的高血压患者接受了经皮肾交感神经射频消融术（renal denervation，RDN）手术，并从中获益。近几年，高血压防治指南也明确提出了应用RDN技术治疗高血压。关于RDN治疗高血压机制的探索在不断深入。实验研究已奠定了RDN治疗高血压的理论基础，临床研究的入选人群也已从初期的RH患者过渡到一般高血压患者，甚至不想服药的高血压患者也作为RDN手术的适应证。更多研究的深入开展，进一步证明了RDN治疗高血压的有效性。今后研究的重点应放在如何正确选择具备RDN治疗适应证的人群，如何提高RDN的效果，以及如何寻找有效评估RDN疗效的生物标志物，从而造福更多患者。

19. RDN治疗高血压安全吗？

答案是肯定的，RDN手术是非常安全的。欧洲高血压学会（European Society of Hypertension，ESH）2021年发布的文件指出，5769例患者在RDN术后，肾动脉支架植入的年发生率只有0.2%，这一比率与非手术的高血压患者大致相当。其他的各项围术期、术后30日内以至3年内的不良事件几乎没有。因此，RDN已经显示了优良的安全性，众多学者对RDN治疗高血压的安全性也进行了实验性及荟萃分析，结果表明RDN组与对照组之间不良事件的发生率无统计学差异。不良事件包括整个治疗过程中药物或手术相关并发症，各种原因引起的死亡、肾动脉狭窄、肾动脉硬化、肾功能异常、心脑血管事件（脑卒中、心肌梗死等）、高血压急症，低血压等。且与传统的高血压治疗方式相比，RDN也不会引起肾功能下降。这表明RDN并不会增加不良事件的发生率。RDN甚至可以通过降低血压水平减少患者的尿微量白蛋白，在随访6个月后没有微量白蛋白尿的患者例数明显增加。2022年9月公布了SYMPLICITY HTN-3 试验的最终报告增加了支持RDN术后至36个月安全性的全部证据。接受RDN的患者血压下降幅度更大、血压控制更好，同时RDN技术安全性良好，这为高血压的治疗又增加了一新的利器。

20. RDN手术怎么做？都有哪些方式？

RDN手术和其他心脏介入手术一样，需要在有C臂机的导管室完成。一般从股动脉穿刺，置入鞘管，从鞘管送入指引导管，找到肾动脉，先完成造影检查。利用射频器械，在肾动脉内对交感神经进行消融，起到降压的作用。手术过程需要局部麻醉，消融过程不会出现明显的疼痛。目前的手术器械有Metronic Symplicity FLEX Catheter、Symplicity Spyral Catheter、中国自主研发的Symap消融导管、冷冻球囊Cryo RDN、WiseGo微孔冷盐水灌注消融导管、超声消融导管PARADISE系统等。中国自主研发的Symap消融导管一改既往的RDN盲目消融，利用不同类型的神经对刺激引起的反应不同分为阳性反应点（血压升高>5mmHg）、隐形反应点（血压升高不明显）、负反应点（血压下降）。手术只消融阳性点。这种选择性消融系统是全球唯一具有精准标测定位肾神经分布的产品，美国著名医疗器械期刊《MedTech STRATEGIST》曾对此发表长篇专栏报道。可以说中国在这项技术上世界领先。

（肖美玲、吴波、包博）

第八章　高血压的预防与管理

1. 如何预防高血压？

预防高血压的发生和有效地控制高血压患者的风险水平都需要全面提倡健康的生活方式。健康促进主导者是政府的各部门，实施者是全社会。落实控烟措施，限制过量饮酒，减少食盐摄入，增加运动及健康饮食，除了全民健康教育外，还需要相应的法律法规的支持。此外，应在工作场所、学校及生活社区规划适宜的运动区域，提供安全的食物和健康食物的选择，通过价格和税收杠杆控制烟酒消费，文化教育媒体相关部门应广泛宣传健康的生活方式，树立履行健康生活方式的榜样，引导大众特别是青少年的健康行为。医疗卫生服务机构应向患者提供健康生活方式指导，为严重酒精和烟草依赖的患者提供医疗干预。

2. 高血压高危（易患）人群的防治策略包括哪些？

高危人群的防治主要强调早期发现可能导致高血压的易患因素，并加以有效干预，预防高血压的发生。

高血压易患人群的筛选：高血压易患因素主要包括正常高值血压、超重和肥胖、酗酒和高盐饮食。

高血压易患人群的防治策略：①健康体检：包括一般询问、身高、体重、血压测量、尿常规，测定血糖、血脂、肾功能、心电图等。②控制危险因素的水平：与一般人群策略相同，体检出的高危个体进行随访管理和生活方式指导。

3. 如何对初诊高血压患者进行管理？（表8–1）

表8–1　初诊高血压患者的管理

初诊	随访
判断是否有靶器官损害	血压及有关的症状和体征治疗的副作用
判断是否有继发性高血压的可能	影响生活方式改变和药物治疗依从性的障碍
对高血压患者进行心血管综合危险度评估，确定是否要干预其他心血管危险因素	
给予生活方式指导和药物	
治疗制订下一次随访日期	
建议家庭血压监测	
登记并加入高血压管理	

4. 高血压患者由社区医院向上级医院转诊的条件是什么？

（1）社区初诊高血压转出条件

①合并严重的临床情况或靶器官损害，需要进一步评估治疗。

②多次测量血压水平达3级，需要进一步评估治疗。

③怀疑继发性高血压患者。

④妊娠和哺乳期妇女。

⑤高血压急症及亚急症。

⑥因诊断需要到上级医院进一步检查。

（2）社区随诊高血压转出条件

①采用两种及以上降压药物规律治疗，血压仍不达标者。

②血压控制平稳的患者，再度出现血压升高并难以控制者。

③血压波动较大，临床处理有困难者。

④随访过程中出现新的严重临床疾患或原有疾病加重。

⑤患者服降压药后出现不能解释或难以处理的不良反应。

⑥高血压伴发多重危险因素或靶器官损害而处理困难者。

5. 高血压患者由上级医院转回社区医院转诊的条件是什么？

（1）高血压诊断已明确。

（2）治疗方案已确定。

（3）血压及伴随临床情况已控制稳定。

6. 如何进行高血压患者的随诊管理？

（1）随诊目的

评估治疗反应，了解患者对药物的耐受情况，分析血压是否稳定达标和其他危险因素的状况，建立医患相互信任的良好关系。

（2）随诊内容

测量血压和（或）动态血压，了解血压数值及达标状态，询问服药的依从性，根据血压的波动以及药物的不良反应进行高血压治疗药物的调整，嘱咐患者按时服药，指导患者改善生活方式、坚持长期治疗，不随意停药。

（3）随诊间隔

根据患者的心血管总体风险及血压水平决定。正常高值或高血压1级，危险分层属低危、中危或仅服1种药物治疗者，每1～3个月随诊1次；新发现的高危及较复杂病例随诊的间隔应较短，高危患者血压未达标或临床有症状者，可考虑缩短随诊时间（2～4周）；血压达标且稳定者，每月1次或者延长随访时间。对使用了至少3种降压药，血压仍未达标，应考虑将患者转至高血压专科诊治。

（4）医疗记录

随诊要有医疗记录，要建立随诊病历，社区医院要建立患者随诊档案。在随诊病历上应记录每次就诊时的血压和心率数值，记录与血压相关的症状、药物剂量和种类以及不良反应。

7. 什么是高血压分级随访管理？

根据基层卫生服务机构的条件和医生的情况，建议在基层高血压患者长期随访中，根据患者血压是否达标分为一级、二级管理。随访的主要内容是观察血压、用药情况、不良反应，同时应关注心率、血脂、血糖等其他危险因素、靶器官损害和临床疾患。分级管理可有效地利用现有资源，重点管理未达标的高血压患者，提高血压控制率。高血压分级随访管理内容见表8–2。

表8-2 高血压分级随访管理内容

项目	一级管理	二级管理
管理对象	血压已达标患者	血压未达标患者
非药物治疗	长期坚持	强化生活方式干预并长期坚持
随访频率	3个月1次	2～4周1次
药物治疗	维持药物治疗，保持血压不变	根据指南推荐，调整治疗方案
随访内容	血压水平、治疗措施、不良反应、其他危险因素干预、临床情况处理等	

8. 高血压患者如何进行自我管理?

（1）改善依从性：全科医生应该利用自己的知识及患者喜欢的方式来帮助患者增强防治高血压的主动性及降压药物治疗的依从性。

（2）患者自我管理小组：与居委会或村委会结合，开展高血压患者的教育。

（3）家庭血压测量：指导患者开展家庭自我测量血压，建议有条件的患者使用经过国际标准认证合格的上臂式自动血压计自测血压。指导患者掌握测量技术和规范操作，如实记录血压测量结果，随访时提供给医务人员作为治疗参考。

9. 高血压患者怎样建立正确的生活方式?

（1）控制体重：超重和肥胖是导致血压升高的重要原因之一，是我国高血压患病率增长的重要危险因素。最有效的减重措施是控制能量的摄入和增加体力活动。饮食要节制，同时进行适宜的体力活动。

（2）合理饮食：遵循平衡膳食的原则，口味清淡，特别注意进食低钠、高钾膳食。钾对高血压的重要性远远大于钠对高血压的影响。每日摄入的钾主要来源于新鲜的瓜果和蔬菜，如菠菜、韭菜、油菜、黄豆、赤小豆、豌豆、香蕉，含钾量都极丰富。蔬菜生拌是避免钾被破坏的最好食用方法，避免长时间的煮沸和煎炸。

（3）体力活动：适宜的体力活动可增加能量消耗，有益健康。根据自身的身体状况选择适合的运动形式，循序渐进，避免过劳，并做好运动强度的自我监测。

（4）戒烟限酒：不但要自身戒烟，还要避免被动吸烟。香烟中的尼古丁可以刺激心脏使心跳加快，血管收缩，血压升高。原则上不提倡高血压患者饮酒，如饮酒，应少量饮酒。

（5）心理平衡：避免情绪激动，保持愉快的心情。

10. 高血压的健康教育方式有哪些?

通过各种途径的健康教育和宣传，提高医务人员和小区居民对高血压的认识，是预防高血压发生的经济而有效的方法。

（1）面向群体：通过内部刊物、板报、医学讲座等形式，让大家都知道高血压是冠心病、脑卒中等严重并发症的“罪魁祸首”；知道吃盐过多、常吃动物内脏和低钾的食品、酗酒、缺乏体力活动、性情急躁等，与高血压的发生有关；知道体重超重、肥胖、有高血压病家族史、吸烟、年龄增大等是患高血压的危险因素；知道戒烟、限制饮酒、减少高热量摄入，防止和纠正肥胖，经常参加体力活动、保持良好的心理状态，可以预防或减少高血压的发生。

（2）面向患者：经常为高血压患者和家属讲解什么是高血压及其危害。让他们知道，发现高血压应定期复查、经常监测，克服不良嗜好，平衡膳食，加强运动，正确认识各种治疗的重要意义，自觉地坚持治疗和定期复查。

（3）面向医护人员：在高血压的防治中，医护人员要有高度的责任心。坚持首诊测血压制度，以便发现早期无症状的高血压患者。将确诊为高血压的患者纳入慢性病管理范畴，跟踪管理。医护人员要不断学习，掌握心脑血管疾病防治的新知识、新方法，例如掌握高血压诊断的新标准，测量血压的方法要统一。

11. 服用降压药物应注意哪些问题?

（1）高血压患者一般需终身治疗。应根据医嘱按时服药，不得自行调整药物的种类和剂量，更不得随意停药。如根据自觉症状来增减药物、忘记服药或在下次吃药时补服上次忘记的药量，均可导致血压波动。

（2）不要轻信传言和广告，切莫停用正规降压药而改用保健品替代，以免造成严重后果。

（3）有些降压药如可乐定、哌唑嗪、氢氯噻嗪等可引起直立性低血压，应注意选择在平静休息时服药，服药后不宜立即活动。改变姿势时，特别是从卧位、坐位起立时动作宜缓慢，以免发生跌倒等意外情况。

（4）学会自行监测血压的方法，并详细记录每次测量血压的日期、时间以及所有血压数值，以便为医生提供评估病情及药物调整的依据。

12. 高血压患者如何预防直立性低血压的发生?

直立性低血压是指在改变体位为直立位的3分钟内，收缩压下降>20mmHg或舒张压下降>10mmHg，同时伴有低灌注的症状，患者会出现头晕或晕厥、心悸、恶心等症状。

（1）做好健康宣教，使患者了解直立性低血压的表现，如乏力、头晕、心悸、出汗、恶心、呕吐等。

（2）因长时间站立会使腿部血管扩张，血液淤积于下肢，脑部血流量减少，所以应避免长时间站立，尤其在服药后最初几个小时。在联合用药、服首剂药物或加量时应特别注意。

（3）改变姿势时，特别是从卧位、坐位起立时动作宜缓慢。

（4）服药时间可选在平静休息时，服药后应继续休息一段时间再下床活动。如在睡前服药，夜间起床排尿时应特别注意。

（5）避免用过热的水洗澡或蒸汽浴，不宜大量饮酒。

（6）一旦出现直立性低血压，应立即平卧并抬高下肢，以促进下肢血液回流。

13. 高血压患者如何进行正确的自我血压监测?

血压测量是评估血压水平、诊断高血压以及观察降压疗效的主要手段。所以，教会患者掌握自测血压的方法及注意事项很重要。

（1）选择合适的血压计，可使用经过认证的上臂式全自动或半自动电子血压计。

（2）测血压前，应至少坐位安静休息5分钟，30分钟内禁止吸烟或饮咖啡，排空膀胱。

（3）取坐位，最好坐靠背椅，上臂与心脏处于同一水平，测血压时不要活动肢体，保持安静。

（4）建议每日早晨和晚上测量血压，每次应相隔1～2分钟重复测量，每次测2～3遍，取平均值；对初诊高血压或血压不稳定的高血压患者，建议连续测量血压7日（至少3日），取后6日血压平均值作为参考值。血压控制平稳者，可每周1次测量血压。

（5）测血压后详细记录每次测量血压的日期、时间以及所有血压读数，而不是只记录平均值。应尽可能向医生提供完整的血压记录。

（6）对于精神高度焦虑的患者，不建议自测血压。

14. 患者血压波动时的护理要点有哪些？

血压并非固定的数值，许多因素可以影响血压，导致血压的波动。不同的季节、一天中不同的时间、从事不同的活动、情绪状态、吸烟、饮酒、睡眠不佳等均可使血压出现不同程度的波动。

（1）出现血压增高性波动时，医护人员应认真了解病史，积极查找原因。如果是情绪波动、劳累等因素所致，通过心理疏导，休息可以缓解。如果是躯体并存其他疾病，如感染、外伤或应激状态、慢性肾功能不全等，应对合并疾病进行积极有效的治疗，并找高血压专科医生调整药物治疗方案。如果不同的季节出现血压波动，多与气温变化有关。如从春冬季向夏季变化时，血压常从高变低，而从夏秋季向冬季过渡时，血压常常增高。此时应叮嘱患者适时调整衣服，必要时遵医嘱调整药物。

（2）当患者血压出现不明原因降低时，应高度重视，由相关医生认真询问病史查找原因，如饮食是否正常、有无失血、腹泻、大量利尿、感染迹象、有无心脏疾病发作或其他周身情况，发现异常，及时处理。

15. 高血压患者服药依从性的意义是什么？

用药的依从性是指患者服药与医嘱的一致性，采用降压药治疗可有效地降低病死率和心血管病的发生率及致残率。现今降压药已能使90%以上的高血压患者的血压降至正常，主要与服用降压药的依从性有关。

老年高血压患者服药依从率为36%。影响老年高血压患者用药依从性的原因大致有以下4个方面：①患者对高血压认知和健康信念有关。随着年龄的增长，老年记忆力逐渐减退，认知分辨力差，缺乏自我保健意识，同时，亲属缺乏监督，使患者用药依从性降低。②药物不良反应。药物品种、剂型的增多，不良反应的多样化，使部分患者因惧怕药物不良反应而影响用药的依从性。③经济情况影响用药依从性。据估计药物治疗占高血压治疗费的50%～90%，各种高血压药物零售价可相差40倍。由此可见，选择何种药物是决定直接治疗费用的重要因素。④医务人员的水平、医疗条件等对患者用药依从性的影响。

老年人降压药物应用的5项基本原则：①小剂量：初始治疗时通常采用较小的有效治疗剂量，并根据需要，逐步增加剂量。②长效：尽可能使用每日1次、24小时持续降压作用的长效药物，有效控制夜间和清晨血压。③联合：若单药治疗疗效不满意，可采用两种或多种低剂量降压药物联合治疗以增加降压效果，单片复方制剂有助于提高患者的依从性。④适度：大多数老年患者需要联合降压治疗，包括起始阶段，但不推荐衰弱老年人和≥80岁高龄老年人初始联合治疗。⑤个体化：根据患者具体情况耐受性、个人意愿和经济承受能力，选择适合患者的降压药物。

16. 高血压患者的护理措施有哪些?

（1）疼痛（头痛）：①减少引起或加重头痛的因素：为患者提供安静、温暖、舒适的环境，尽量减少探视。护士操作应相对集中，动作轻巧，防止过多干扰患者。头痛时嘱患者卧床休息，抬高床头，改变体位时动作要慢。避免劳累、情绪激动、精神紧张、环境嘈杂等不良因素。向患者解释头痛主要与高血压有关，血压恢复正常且平稳后头痛症状可减轻或消失。指导患者使用放松技术，如心理训练、音乐治疗、缓慢呼吸等。②用药护理：遵医嘱应用降压药物治疗，密切监测血压变化以判断疗效，并注意观察药物的不良反应，如利尿剂可引起低钾血症和影响血脂、血糖、血尿酸代谢；β受体阻滞剂可导致心动过缓、乏力、四肢发冷；钙通道阻滞剂可引起心率增快、面部潮红、头痛、下肢水肿等；血管紧张素转化酶抑制剂主要是可引起刺激性干咳和血管性水肿。

（2）有受伤的危险：①避免受伤：定时测量患者血压并做好记录。患者有头晕、眼花、耳鸣、视力模糊等症状时，应嘱患者卧床休息，如厕或外出时有人陪伴。伴恶心、呕吐的患者，应将痰盂放在患者伸手可及处，呼叫器也应放在患者手边，防止取物时跌倒。避免迅速改变直立，活动场所应设有相关安全设施，必要时加用床栏。②直立性低血压的预防及处理：直立性低血压是血压过低的一种特殊情况，是指在体位变化时，如从卧位、坐位或蹲位突然站立（直立位）时，发生的血压突然过度下降（收缩压/舒张压下降＞20/10mmHg以上，或下降大于原来血压的30%以上），同时伴有头晕或晕厥等脑供血不足的症状。a.首先向患者讲解直立性低血压的表现，即出现直立性低血压时可有乏力、头晕、心悸、出汗、恶心、呕吐等不适症状，特别是在联合用药、服首剂药物或加量时应特别注意。b.一旦发生直立性低血压，应平卧，且下肢取抬高位，以促进下肢血液回流。c.指导患者预防直立性低血压的方法：避免长时间站立，尤其在服药后最初几小时；改变姿势，特别是从卧位、坐位起立时动作宜缓慢；选择在平静休息时服药，且服药后应休息一段时间再进行活动；避免用过热的水洗澡或洗蒸汽浴；不宜大量饮酒。

（3）潜在并发症（高血压急症）：①避免诱因：向患者讲明高血压急症的诱

因，应避免情绪激动、劳累、寒冷刺激和随意增减药量。②病情监测：定期监测血压，一旦发现血压急剧升高、剧烈头痛、呕吐、大汗、视力模糊、面色及神志改变、肢体运动障碍等症状，立即通知医生。③急症护理：患者应绝对卧床休息，避免一切不良刺激和不必要的活动，协助生活护理，给予持续低浓度吸氧。对昏迷或抽搐的患者应加强护理，保持呼吸道通畅，防止咬伤、窒息或坠床。安抚患者情绪，必要时应用镇静药。进行心电、血压、呼吸监护。迅速建立静脉通路，遵医嘱尽早应用降压药物进行控制性降压。应用硝普钠和硝酸甘油时，应注意避光，并持续监测血压，严格遵医嘱控制滴速；密切观察药物的不良反应。

17. 老年高血压患者治疗及护理要点有哪些?

老年高血压患者的血压应降至150/90mmHg以下，如能耐受可降至140/90mmHg以下。对于80岁以上的高龄老年人的降压的目标值为<150/90mmHg。但目前尚不清楚老年高血压降至140/90mmHg以下是否有更大获益。

老年患者降压治疗应强调收缩压达标，同时应避免过度降低血压；在能耐受降压治疗前提下，逐步降压达标，应避免过快降压；对于降压耐受性良好的患者应积极进行降压治疗。

治疗老年高血压的理想降压药物应符合以下条件：①平稳、有效；②安全，不良反应少；③服药简便，依从性好。常用的5类降压药物均可以选用。对于合并前列腺肥大或使用其他降压药而血压控制不理想的患者，α受体阻滞剂也可以应用，同时注意防止直立性低血压等副作用。对于合并双侧颈动脉狭窄≥70%并有脑缺血症状的患者，降压治疗应慎重，不应过快、过度降低血压。

收缩压高而舒张压不高甚至低的ISH患者治疗有一定难度。如何处理目前没有明确的证据。参考建议：当DBP<60mmHg，如SBP<150mmHg，则观察，可不用药物；如SBP150~179mmHg，谨慎用小剂量降压药；如SBP≥180mmHg，则用小剂量降压药。降压药可用小剂量利尿剂、钙通道阻滞剂、ACEI或 ARB等。用药中密切观察病情变化。

18. 高血压急症如何护理?

患者应绝对卧床休息，避免一切不良刺激和不必要的活动，协助生活护理，给予持续低浓度吸氧。对昏迷或抽搐的患者应加强护理，保持呼吸道通畅，防止咬伤、窒息或坠床。安抚患者情绪，必要时应用镇静药。进行心电、血压、呼吸监护。迅速建立静脉通路，遵医嘱尽早应用降压药物进行控制性降压。应用硝普钠和硝酸甘油时，应注意避光，并持续监测血压，严格遵医嘱控制滴速；密切观察药物的不良反应。

19. 高血压患者的饮食指导包括哪些内容?

（1）减少钠盐摄入：告知患者钠盐可显著升高血压以及高血压的发生风险，而钾盐则可对抗钠盐升高血压的作用。每日钠盐摄入量应低于6g，增加钾盐摄入，建议使用可定量的盐勺。减少味精、酱油等含钠盐调味品的使用量，减少含钠较高的加工食品，如咸菜、火腿等。

（2）限制总热量，尤其要控制油脂类的摄入量。

（3）营养均衡，适量补充蛋白质，增加新鲜蔬菜和水果，增加膳食中钙的摄入。

20. 高血压患者控制体重临床意义是什么?

高血压患者应控制体重，避免超重和肥胖。告知患者高血压与肥胖密切相关，减轻体重可以改善降压药物的效果及降低心血管事件的风险。最有效的减重措施是控制能量摄入和增加体力活动。衡量超重与肥胖最简便和常用的生理测量指标是身体质量指数（body mass index，BMI）和腰围，其中BMI在18.5≤BMI<24.0为正常，24.0≤BMI<28.0为超重，BMI≥28.0为肥胖；腰围主要反映中心性肥胖的程度，成年人正常腰围<90/85cm（男/女），腰围≥90/85cm（男/女）需控制体重，腰围≥95/90cm（男/女）需要减重。

高血压和肥胖是一对“好兄弟”，形影不离。肥胖的人，皮下脂肪会增厚，使毛细血管大大扩张，血液循环量相对增加。在心率正常的情况下，心排出量会大为增加，长期负担过重就会诱发左心室肥厚，血压升高。中年人发胖往往先从腹部开始，脂肪主要堆积在下腹部周围，被称为中心性肥胖。这种类型的肥胖内脏脂肪增多，在体内堆积起来，其胰岛素抵抗要比均匀性肥胖者更为严重，也更难纠正。中心性肥胖还是动脉粥样硬化的危险因素，与高血压、冠心病的发生更为密切。

此外，肥胖诱发高血压还与吃、动有关。其一，肥胖者往往会摄入高热量食物及碳水化合物，可引起交感神经兴奋，激活体内肾素-血管紧张素系统，导致血压升高。其二，胖人往往不经常运动，也会加速动脉粥样硬化，诱发高血压。

当前中国有2亿超重人群，肥胖者6000多万人，是高血压、高血脂等病的高发人群。血压升高如能早期发现，并及时进行干预，是可以逆转的。其中最重要的是改变不健康的生活方式。首先，肥胖者要多吃低能量、高纤维素食物，如绿色蔬菜、水果、豆类等，少吃甜食及高脂、高动物蛋白食物。其次，坚持长期运动，可选择小强度或中等强度有氧运动，不建议进行高强度运动，如仰卧起坐、快跑等，以免引起血压大幅度升高及心率增快，引起脑卒中或心绞痛发作。

21. 高血压患者的随访意义及随访周期如何？

经治疗后血压达标者，可每3个月随访1次；血压未达标者，建议每2～4周随访1次。当出现血压异常波动或有症状，随时就诊。

22. 高血压患者的预后如何？

绝大部分高血压可以预防、可以控制，但难以治愈，高血压一旦发生，就需要终身管理。高血压的危害性除与患者血压水平相关外，还取决于同时存在的其他心血管危险因素、靶器官损害以及合并的其他疾病情况。如得到合理正确的治疗，一般预后良好，死亡原因以脑血管病最常见，其次为心力衰竭和肾衰竭。

23. 为什么有些高血压患者需测量四肢血压？

正常情况下，同侧下肢血压一般比上肢高出20～40mmHg。但当下肢血压低于或者等于上肢血压的时候，往往提示主动脉或股动脉有动脉硬化、动脉狭窄等病变。

测量右上臂肱动脉血压是适用于大多数人的血压测量标准方法，一些相对特殊人群还有其他的测量方法。而对于首诊为高血压以及有其他心脑血管疾病的患者来说，最好测量双侧上肢血压，有些还需要测量下肢血压。

美国心脏病协会第五次预防学术会议指出，50岁以上人群或冠心病患者应将测量四肢血压作为常规检查，而健康人也应在测量上肢血压的同时定期测量下肢血压，如发现上、下肢血压差消失、变小或为负值的现象，应考虑周围血管疾病引起大动脉炎、纤维化、粥样硬化、狭窄甚至闭塞。及时掌握四肢血压的变化，有助于医生判断病变的部位，了解病变的程度及治疗效果。

如在闭塞性动脉粥样硬化下肢动脉闭塞时血压测不出，或常有血压增高；血栓闭塞性脉管炎侵犯上肢和下肢时，则患肢血压测不出；大动脉炎可有上肢血压测不出，或为上肢高血压和下肢低血压。发现这些问题后，应尽早做相应部位X线、CT、血液流变学、超声或磁共振等相关检查，进一步明确病情，采取有效措施，预防不良事件的发生。

（姜葳、柏思邈、栗印军、李宁）

参考文献

[1] 胡大一. 血管内科学高级教程［M］. 1版. 北京：中华医学电子音像出版社，2016.

[2] 《中国高血压防治指南》修订委员会. 中国高血压防治指南（2018年修订版）［M］. 北京：人民卫生出版社，2019.

[3] 葛均波，徐永健，王辰. 内科学［M］. 9版. 北京：人民卫生出版社，2018.

[4] 王辰，王建安. 内科学上册［M］. 3版. 北京：人民卫生出版社，2015.

[5] 赵连友. 高血压学［M］. 1版. 北京：科学出版社，2019.

[6] 奥帕里尔，韦伯. 高血压病学［M］. 2版. 吴寿岭，宁田海，林金秀，译. 北京：北京大学医学出版社，2008.

[7] 余振球. 实用高血压学［M］. 3版. 北京：科学出版社，2007.

[8] 中国老年医学学会高血压分会，国家老年疾病临床医学研究中心中国老年心血管疾病防治联盟. 中国老年高血压管理指南［M］. 1版. 北京：人民卫生出版社，2019.

[9] 中国高血压联盟《动态血压检测指南》委员会. 2020中国动态血压监测指南［J］. 心脑血管病防治杂志，2021，21（1）.

[10] 栗印军，孙晓，邹德玲，等. 心内科临床问题集萃［M］. 3版. 沈阳：辽宁科学技术出版社，2017.

[11] 姜崴，赵冬云，栗印军. 心血管疾病临床护理问题集萃［M］. 1版. 沈阳：辽宁科学技术出版社，2020.

[12] 党爱民，吕纳强. 大动脉炎与继发性高血压［J］. 医学与哲学，2011（032）：014.

[13] 陈源源，王增武，李建军，等. 高血压患者血压血脂综合管理中国专家共识［J］. 中华高血压杂志，2019，07.

[14] 中国胆固醇教育计划工作委员会. 中国胆固醇教育计划调脂治疗降低心血管事件专家建议（2019）［J］. 中华内科杂志，2020，59（1）：18–22.

[15] 诸骏仁，高润霖，赵水平，等. 中国成人血脂异常防治指南（2016年修订版）［J］. 中华心血管病杂志，2016，44（10）.

[16] 中国康复医学会心血管病专业委员会. 中国心脏康复与二级预防指南（2018版）［M］. 北京：北京大学医学出版社，2019.

[17] Paul J Arciero，Stephen J Ives. Morning Exercise Reduces Abdominal Fat and Blood Pressure

in Women; Evening Exercise Increases Muscular Performance in Women and Lowers Blood Pressure in Men［J］. Frontiers in physiology，2022，13.

[18] 美国心肺康复协会. 美国心脏康复和二级预防项目指南［M］5版. 上海：上海科学技术出版社，2017.

[19] 力彤. 高血压饮食保健手册［N］. 中国劳动保障报，2003，8（10）.

[20] 西安交通大学医学院第一附属医院. 高血压病的健康教育［M］. 北京：人民卫生出版社，2005.

[21] Rik H G Olde Engberink，Ned Tijdschr Geneeskd. Morning or evening：What is the best time to take antihypertensive drugs［J］. Ned Tijdschr Geneeskd，2020，2（3）：164：D4637.

[22] 尤黎明，吴瑛. 内科护理学［M］. 6版. 北京：人民卫生出版社，2017.

[23] 李小寒，尚少梅. 基础护理学［M］. 6版. 北京：人民卫生出版社，2017.

[24] 中华医学会心血管病学分会心力衰竭学组，中国医师协会心力衰竭专业委员会，中华心血管病杂志编辑委员会. 中国心力衰竭诊断和治疗指南2018［J］. 中华心血管病杂志，2018，46（10）：760-789.

[25] George S Stergiou，Paolo Palatini，Pietro A Modesti，et al. Seasonal variation in blood pressure：evidence，consensus and recommendations for clinical practice. Consensus statement by the European Society of Hypertension Working Group on Blood Pressure Monitoring and Cardiovascular Variability［J］. JHypertens，2020，38（7）：1235-1243.

[26] Lip GYH，Coca A，Kahan T，et al. Hypertension and cardiae arrhythmias：executive summary of a consensus document from the European Heart Rhythm Association（EHRA）and ESC Council on Hypertension，endorsed by the Heart Rhythm Society（HRS），Asia Pacifie Heart Rhythm Society（APHRS），and Soiedad Latinoamericana de Estimulaci on Cardiacay Electrofisiolog 1a（SOLEACE）［J］. Eur Heart J Cardiovase Pharmacother，2017，3：235-250.

[27] 中华医学会糖尿病学分会. 中国2型糖尿病防治指南（2017年版）［J］. 中华糖尿病杂志，2018，10（1）.

[28] 陈家伦. 临床内分泌学［M］. 1版. 上海：上海科学技术出版社，2011.

[29] 王海燕. 肾脏病学［M］. 3版. 北京：人民卫生出版社，2008.

[30] 王维治. 神经病学［M］. 1版. 北京：人民卫生出版社，2008.

[31] Schmieder RE，Mahfoud F，Mancia G，et al. European Society of Hypertension position paper on renal denervation 2021［J］. J Hypertens，2021，39（9）：1733-1741.

[32] Mahfoud F，Mancia G，Schmieder R，et al. Renal denervation in high-risk patients with hypertension［J］. J Am Coll Cardiol，2020，75（23）：2879-2888.

[33] 李敏，范芳芳，霍勇，等. 肾交感神经消融术治疗高血压的安全性荟萃分析［J］. 中国介入心脏病学杂志，2021，7（29）：391-405.

[34] 徐佑龙，李清丽，邓伟明，等. 冷盐水灌注导管在经皮肾动脉交感神经消融术中的安全性和有效性［J］. 第二军医大学学报，2018，10（39）：1174-1176.

[35] Azizi M，Schmieder RE，Mahfoud F，et al. Endovascular ulterasound renal denervation to treat hypertension（RADIANCE-HTN SOLO）：a multicentre，international，single-blind，randomised，sham tcontrolled trial［J］. Lancet，2018，391（10137）：2335-2345.

[36] Mahfoud F，Cremers B，Janker J，et al. Renal hemodynamics and renal function after catheter-based renal sympathetic denervation in patients with resistant hypertension［J］. Hypertension，2012，60（2）：419-424.

[37] SMITHWICK R H，THOMPSON J E. Splanchnicectomy for essential hypertension；results in 1，266 cases［J］. Journal of the American Medical Association，1953，152：16.

[38] Krum H，Schlai M，Whitoum R，et al. Catheter-based renal sympathetic denervating for resistant Hypertension：a multicentre safety and proof-of-principle cohort study［J］. Lancet，2009，373：1275-1281.

[39] 李清霖，张宇清. 去肾交感神经术治疗难治性高血压［J］. 协和医学杂志，2020（1）：6-11.

[40] Ji M，Chen H，Shen L，et al. Validation of a novel renal denervation system with cryoablation：a preclinical study and case series［J］. JACC Basic Transl Sci，2022，7（2）.

[41] 勾白冰，黄晶. 射频与超声能源在肾交感神经消融的对比研究［J］. 心血管病学进展，2019（1）：101-112.